CB018173

REABILITAÇÃO DAS SEQUELAS CAUSADAS PELA COVID-19

Editores
Sandra Regina Schewinsky
Francisco Carlos Toro da Silva

REABILITAÇÃO DAS SEQUELAS CAUSADAS PELA COVID-19

São Paulo
2024

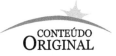

©TODOS OS DIREITOS RESERVADOS À EDITORA DOS EDITORES LTDA.
©2024 - São Paulo
Produção editorial: *Villa*
Capa: *Villa*
Imagem de abertura de capítulo: *Freepik*

Dados Internacionais de Catalogação na Publicação (CIP)
(Câmara Brasileira do Livro, SP, Brasil)

Reabilitação das sequelas causadas pela COVID-19 / editores Sandra Regina Schewinsky, Francisco Carlos Toro da Silva. -- São Paulo : Editora dos Editores, 2024.

Vários colaboradores
ISBN 978-65-6103-015-1

1. COVID-19 - Pandemia (Medicina) 2. Epidemias 3. Medicina e saúde 4. Reabilitação médica 5. Saúde pública I. Schewinsky, Sandra Regina. II. Silva, Francisco Carlos Toro da.

24-206856   CDD-616.9

Índices para catálogo sistemático:

1. Coronavírus : COVID-19 : Saúde pública : Ciências médicas 616.9

Eliane de Freitas Leite - Bibliotecária - CRB 8/8415

RESERVADOS TODOS OS DIREITOS DE CONTEÚDO DESTA PRODUÇÃO.
NENHUMA PARTE DESTA OBRA PODERÁ SER REPRODUZIDA ATRAVÉS DE QUALQUER MÉTODO, NEM SER DISTRIBUÍDA E/OU ARMAZENADA EM SEU TODO OU EM PARTES POR MEIOS ELETRÔNICOS SEM PERMISSÃO EXPRESSA DA EDITORA DOS EDITORES LTDA, DE ACORDO COM A LEI Nº 9610, DE 19/02/1998.

> Este livro foi criteriosamente selecionado e aprovado por um Editor científico da área em que se inclui. A *Editora dos Editores* assume o compromisso de delegar a decisão da publicação de seus livros a professores e formadores de opinião com notório saber em suas respectivas áreas de atuação profissional e acadêmica, sem a interferência de seus controladores e gestores, cujo objetivo é lhe entregar o melhor conteúdo para sua formação e atualização profissional.
> *Desejamos-lhe uma boa leitura!*

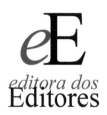

EDITORA DOS EDITORES
Rua Marquês de Itu, 408 — sala 104 — São Paulo/SP
CEP 01223-000
Rua Visconde de Pirajá, 547 — sala 1.121 — Rio de Janeiro/RJ
CEP 22410-900

+55 11 2538-3117
contato@editoradoseditores.com.br
www.editoradoseditores.com.br

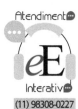

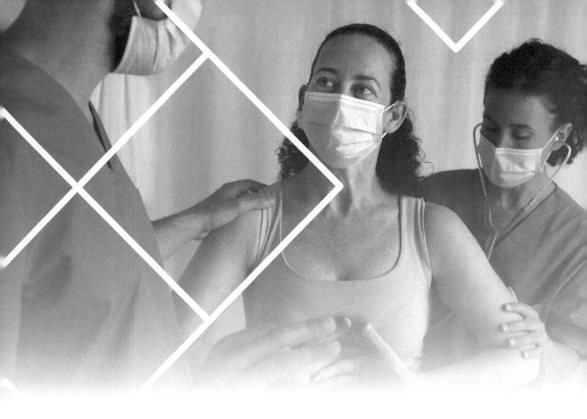

Sobre os Editores

Sandra Regina Schewinsky

Psicóloga Especialista em Psicologia Hospitalar pelo Conselho Federal de Psicologia (CFP). Mestre em Psicologia do Desenvolvimento pela Universidade São Marcos. Doutora em Psicologia Social pela Pontifícia Universidade Católica de São Paulo. Psicóloga do Instituto de Medicina Física de Reabilitação do Hospital das Clinicas da Faculdade de Medicina da Universidade de São Paulo (IMREA HC FM USP), de 1988 a 2022. Neuropsicóloga do Centro de Reabilitação Do Hospital Sírio Libanês. Docente do NEPPHO – Núcleo de Estudos e Pesquisas em Psicologia Hospitalar.

Francisco Carlos Toro da Silva

Psicólogo clínico e hospitalar e especialista em Psicologia Hospitalar e da Saúde pela Pontifícia Universidade Católica de São Paulo (PUC-SP). Formação em Psicossomática. Professor convidado dos cursos de pós-graduação e especialização em Psicologia Hospitalar (PUC-GO, IEP-AACG, Hospital Araújo Jorge, PUC-PR, UNIALFENAS-MG, Centro Universitário do Rio Grande do Norte e Associação Brasileira de Medicina Psicossomática). Foi professor em cursos de graduação e de pós-graduação (PUC-SP, PUC-BH, COGEAE-SP, CEPPS-SP e Faculdades de Guarulhos). Atuou como professor e supervisor da Liga de Psicossomática da FMUSP; supervisor de Atendimento Psicológico Hospitalar, Domiciliar e de Psicoterapia Individual de Adultos. Cofundador do Núcleo de Estudos e Pesquisas em Psicologia Hospitalar (Neppho) e membro efetivo da ABMP-SP.

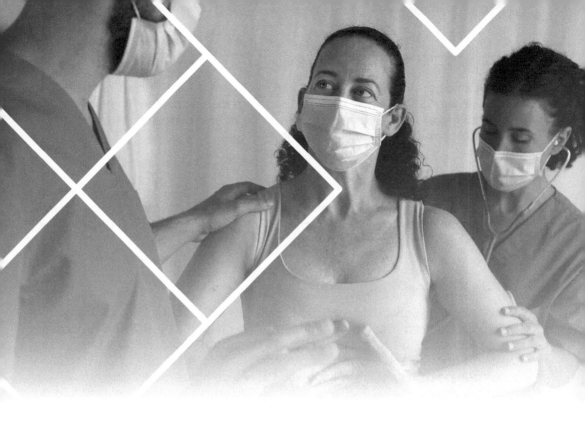

Sobre os Colaboradores

Adriana Servilha

Médica psiquiatra e médica do trabalho.

Alfredo Simonetti

Médico psiquiatra e psicanalista. Professor de psiquiatria na Faculdade de Medicina São Camilo SP. Coordenador da pós-graduação em Psicanálise e Saúde do Hospital Albert Einstein - SP. Palestrante do programa "Café Filosófico" (TV CULTURA/CPFL) e apresenta o canal: "PILULAS E PALAVRAS: a psiquiatria e a psicanálise no século XXI" (YOUTUBE). Autor de vários livros.

Aline Lancellotti

Medicina pela Universidade Federal de Pernambuco, médica na unidade Vila Mariana do IMREA HCFMUSP.

Bruno Carrara Fernandes

Médico formado em 2005 pela UERJ. Neurologista com residência pelo Hospital Sírio-Libanês em 03/2020. Título de Especialista em Medicina Intensiva pela Associação Médica Brasileira/Associação de Medicina Intensiva Brasileira. Médico da UTI Multidisciplinar do Hospital Santa Catarina.

Déborah Carollo Samico

Graduação em Fonoaudiologia pela Universidade de São Paulo. Aperfeiçoamento em Cirurgia de Cabeça e Pescoço pelo HCFMUSP. Especialista em Disfagia pela Faculdade de Medicina do ABC.

Fernanda Simões de Andrade e Silva

Coordenadora do Serviço de Nutrição do Instituto de Reabilitação Lucy Montoro e Membro da Câmara Técnica de Nutrição Clínica (CONUCLI)- HCFMUSP. Docente da pós-graduação de Nutrição Clínica do Centro Universitário São Camilo, com mais de 15 anos de experiência na área de Nutrição e Reabilitação. Graduada em Nutrição pelo Centro Universitário São Camilo com pós-graduação em Gestão em Nutrição Hospitalar HC/FMUSP e Nutrição Clínica em Pediatria pelo Instituto da Criança/FMUSP.

Francisco Carlos Toro da Silva

Psicólogo clínico e hospitalar e especialista em Psicologia Hospitalar e da Saúde pela Pontifícia Universidade Católica de São Paulo (PUC-SP). Formação em Psicossomática. Professor convidado dos cursos de pós-graduação e especialização em Psicologia Hospitalar (PUC-GO, IEP-AACG, Hospital Araújo Jorge, PUC-PR, UNIALFE-NAS-MG, Centro Universitário do Rio Grande do Norte e Associação Brasileira de Medicina Psicossomática). Foi professor em cursos de graduação e de pós-graduação (PUC-SP, PUC-BH, COGEAE-SP, CEPPS-SP e Faculdades de Guarulhos). Atuou como professor e supervisor da Liga de Psicossomática da FMUSP; supervisor de Atendimento Psicológico Hospitalar, Domiciliar e de Psicoterapia Individual de Adultos. Cofundador do Núcleo de Estudos e Pesquisas em Psicologia Hospitalar (Neppho) e membro efetivo da ABMP-SP.

Gabriela Rodrigues Nunes de Oliveira

Fonoaudióloga, graduada na Faculdade de Odontologia de Bauru da Universidade de São Paulo (USP), no ano de 2010. Aprimoramento em Fonoaudiologia Hospitalar em funções orofaciais no Hospital das Clinicas da Faculdade de Medicina da USP, concluído em fevereiro de 2012. Aprimoramento em Fonoaudiologia em Neuro Reabilitação na Neuroqualis, concluído em 2017.

Hercílio Barbosa da Silva Júnior

Psicólogo, Mestre em Ciências da Saúde pela Faculdade de Medicina da Universidade Federal de Goiás (UFG). Especialista em Neuropsicologia pelo Faculdade Internacional de Curitiba (UNINTER). Diretor fundador do Neuronus Instituto Transdisciplinar de Ensino e Pesquisa Sobre o Cérebro, em Goiânia (GO).

Isabela Macen Petrovitch de Oliveira

Psicóloga graduada pela Universidade Presbiteriana Mackenzie (UPM).

Isabelle Fernandes Siqueira

Psicóloga clínica e hospitalar, especialista em Psicologia da Saúde com ênfase em Urgência e Emergência pela Universidade Federal de São Paulo (UNIFESP).

Jaqueline de Oliveira Santos

Doutora em Enfermagem pela Escola de Enfermagem da Universidade de São Paulo. Professora Titular do Curso de Graduação em Enfermagem da Universidade Paulista (UNIP), São Paulo.

José Alberto Aguilar Cortez

Diretor da Fitcor Aptidão Física e Saúde. Autor do livro Fitcor 50 anos- reabilitação cardiopulmonar e metabólica.

Leandro Heidy Yoshioka

Medicina pela Universidade de São Paulo FMUSP. Especialista em Medicina Física e Reabilitação pelo Hospital das Clínicas HC-FMUSP. Fisiatra responsável pela reabilitação intensiva na unidade Vila Mariana do IMREA HC-FMUSP.

Maria Meimei Brevidelli

Doutora em Enfermagem pela Escola de Enfermagem da Universidade de São Paulo. Professora Titular do Curso de Graduação em Enfermagem da Universidade Paulista UNIP, São Paulo.

Marli Kiyoko Fujikawa Watanabe

Terapeuta Ocupacional. Graduada em1980. Trabalha no HC desde 1983.

Moisés da Cunha Lima

Graduação em Medicina pela Universidade de São Paulo (2005). Médico Fisiatra e Médico do Trabalho. Assistente do Instituto de Medicina Física e Reabilitação do HC-FMUSP – IMREA, do Instituto de Assistência Médica ao Servidor Público Estadual (IAMS-PE) e Médico do Trabalho do Tribunal Regional do Trabalho da 2ª Região (TRT SP).

Natália Araújo Mazzini

Profissional de Educação Física. Mestra em Ciências pela Escola de Educação Física e Esporte da Universidade de São Paulo.

Ricardo Amboni

Profissional de Educação Física no Centro de Reabilitação do Hospital Sírio-Libanês e da Fitcor - aptidão física e saúde. Especialização em Condicionamento Físico Aplicado a Prevenção Cardiológica Primária e Secundária pelo Instituto do Coração/HCFMUSP. Graduação em Educação Física na Universidade Federal de Santa Catarina (UFSC).

Ricardo Werner Sebastiani

Psicólogo. Especialista em Psicologia Hospitalar e Psicologia Clínica pelo CFP. Mestre em Saúde Pública. Professor Universitário.

Rita de Cássia Calegari

Psicóloga especializada em Psicologia da Saúde pela Pontifícia Universidade Católica de São Paulo (PUC-SP), com mestrado em Ciências pela Escola de Enfermagem da Universidade de São Paulo (USP) e MBA em Gestão na Saúde pelo Centro Universitário São Camilo. Atua na área da Psicologia Hospitalar há 28 anos e trabalhou como psicóloga na linha de frente da pandemia, de abril de 2020 a abril de 2021, no hospital de Campanha de Santo André/SP. Atualmente, coordena a área de Psicologia e Gestão de Pessoas da IcareGroup Assistencial.

Rosana Aparecida de Freitas Lopes

Nutricionista Chefe do Serviço de Nutrição do Instituto de Medicina Física e Reabilitação - HC | FMUSP. Membro do CANUT (Comitê Assistencial Técnico-Científico e Administrativo de Nutrição do HCFMUSP). Tutora do programa de Residência Multiprofissional em Reabilitação. Supervisora de estágio curricular. Graduada pela Universidade do Sagrado Coração. Especialista em Nutrição Hospitalar e Mestrado pela Faculdade de Medicina de Ribeirão Preto (USP).

Sandra Regina Schewinsky

Psicóloga Especialista em Psicologia Hospitalar pelo Conselho Federal de Psicologia (CFP). Mestre em Psicologia do Desenvolvimento pela Universidade São Marcos. Doutora em Psicologia Social pela Pontifícia Universidade Católica de São Paulo. Psicóloga do Instituto de Medicina Física de Reabilitação do Hospital das Clinicas da Faculdade de Medicina da Universidade de São Paulo (IMREA HC FM USP), de 1988 a 2022. Neuropsicóloga do Centro de Reabilitação Do Hospital Sírio Libanês. Docente do NEPPHO – Núcleo de Estudos e Pesquisas em Psicologia Hospitalar.

Simone Freitas Fuso

Psicóloga pela Universidade de São Paulo (USP). Doutora em Ciências pela Universidade Federal de São Paulo (UNIFESP). Mestre em Ciências da Saúde pela mesma universidade e especialista em Neuropsicologia pelo Hospital das Clínicas da Faculdade de Medicina da Universidade de São Paulo (HCFMUSP). Professora da Universidade Presbiteriana Mackenzie desde 2008 na área de Neurociências e Neuropsicologia.

Thayná Marcela Giatti de Souza

Psicóloga graduada pela Universidade Presbiteriana Mackenzie (UPM).

Vinicius de Vicenzo Aguiar

Psicólogo e psicanalista, mestre em Psicologia Clínica pela Instituto de Psicologia da Universidade de São Paulo (IPUSP).

Vinícius Marangoni Noro Veiga

Psicólogo graduado e mestrando em Ciências do Desenvolvimento Humano com bolsa do Programa de Excelência Acadêmica (Proex) da Coordenação de Aperfeiçoamento de Pessoal de Nível Superior (CAPES) pela Universidade Presbiteriana Mackenzie (UPM). Especialização em Terapia Comportamental e Cognitiva em Saúde Mental pelo Instituto de Psiquiatria do Hospital das Clínicas da Faculdade de Medicina da Universidade de São Paulo (IPq-HCFMUSP).

Viviane Carolina Sales de Andrade

Fisioterapeuta graduada pela Universidade São Judas Tadeu. Aprimoramento em Neurologia pela AACD – Ibirapuera. Mestre em Ciências pela Faculdade de Medicina da Universidade de São Paulo (USP). Fisioterapeuta por 10 anos no IMREA FMUSP – Rede Lucy Montoro.

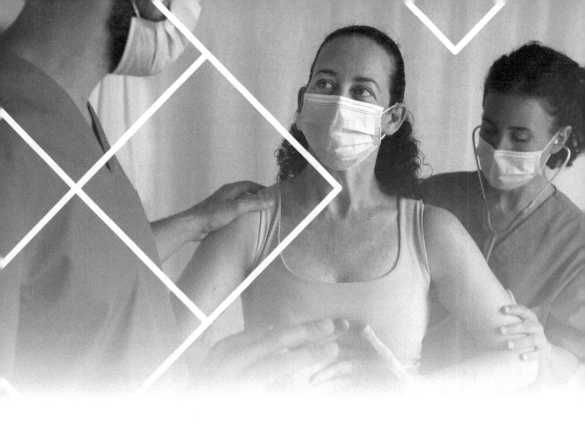

Prefácio

A pandemia de Covid-19 gerou inúmeros desafios à humanidade. Fomos assolados por uma simultânea desordem mundial, faltaram leitos hospitalares e insumos como oxigênio, medicações e materiais de proteção individual.

O vírus dizimou milhares de vidas, apesar de todos os esforços para vencer o inimigo invisível e aterrorizante. Muitas famílias foram diaceradas pela dor da perda de seus entes queridos, que partiram sem ao menos poder receber uma última visita ou um abraço de despedida. O mundo se rendeu ao isolamento, ao uso das máscaras, ao confinamento e mesmo assim a doença se propagou.

Houve vários heróis que lutaram bravamente, como os profissionais de saúde que trabalharam até a exaustão, buscando resguardar o que temos de mais precioso: a vida humana. A ciência fez o seu papel, trabalhando de forma acelerada em busca da vacina ideal para conter o avanço desenfreado dessa grave moléstia. Após as descobertas de medicações e vacinas, foi reacendida a luz da esperança, e a evolução dos pacientes graves acometidos pela doença começou a obter melhores resultados.

Dentro desse contexto, venho relatar minha experiência como paciente, vítima de Covid-19, que evoluiu com um quadro clínico crítico durante a infecção ativa e evoluiu com síndrome pós-covid complicada e com inúmeras sequelas.

Meu "deserto" iniciou em abril de 2021, quando evoluí com uma forma gravíssima de Covid-19, com comprometimento de 90% de parênquima pulmonar, sendo necessária a intubação e suporte ventilatório, como também hemodiálise. Necessitei de transferência de UTI aérea de Manaus para São Paulo, por apresentar piora da condição clínica. Permaneci entubado por longos 3 meses e, quando despertei, estava completamente imóvel. Evoluí com tetraparesia, bexiga e intestinos neurogênicos, não conseguia engolir, falar ou me movimentar. Necessitei de suporte ventilatório com traqueostomia, pois, quando tentaram a minha extubação, não suportei. A eletroneuromiografia inicial apontava comprometimento importante de membros e a sugestão é que fosse adquirida cadeira de rodas, pois a possibilidade de evoluir com os dois pés caídos era grande e, portanto, não poderia andar. Após alta da UTI, foram 90 dias, de muito esforço, foco e determinação. Eu me dediquei ao extremo, superando a dor e o medo, tendo o total e irrestrito apoio de uma equipe multidisciplinar de excelência. A empatia, o envolvimento e o profissionalismo da equipe de médicos, psicólogos, enfermeiros, fisioterapeutas, terapeutas ocupacionais, educador físico, fonoaudiólogos e nutricionistas foram de primordial importância para que eu pudesse subsistir, lutar e persistir, galgando a recuperação almejada. Cada movimento conseguido, cada melhora de exame, me impulsionava a superar os meus limites. Foram momentos árduos e exaustivos de sessões de fisioterapia e terapias ocupacionais. O esforço de cada profissional envolvido me permitiu atingir esse grau de recuperação; cada pequeno avanço era uma grande conquista, e meu esforço pessoal, associado à dedicação dessa equipe multidisciplinar completa e extremamente envolvida, permitiu que em seis meses eu conseguisse fazer minhas atividades diárias de forma independente, tendo pleno domínio de equilíbrio físico e psicológico.

Espero que esta obra literária e científica possa auxiliar e esclarecer a sociedade, bem como as instituições governamentais, sobre a fundamental importância de apoio às instituições e profissionais que se dedicam à recuperação de pacientes sequelados por Covid-19, pois é necessário o suporte intensivo e ostensivo dessa equipe multidisciplinar, em especial logo no início do tratamento, para evitar sequelas neurológicas, osteomusculares e psicológicas irreversíveis. As sessões de fisioterapia, fonoterapia, mioestimulação, terapia ocupacional e as sessões de robótica mudaram completamente o meu prognóstico.

Muito gratificante perceber que a recuperação é possível. É necessário que o governo invista e apoie essas instituições que buscam devolver à sociedade cidadãos reabilitados com força produtiva e capacidade cognitiva.

Expresso meu agradecimento a Deus, pelo milagre de estar vivo e recuperado; pelo suporte da minha esposa, Dra. Cyntia Almeida F. Carvalho e da minha filha, Fernanda Almeida Carvalho. Gratidão aos amigos Maria Gorete e Sergio Avelino, pelo apoio. Agradeço a disponibilidade e o suporte do Dr. André Sahdo e do Dr. Willamy Moeira Frota. Aos profissionais de saúde do Hospital 9 de Julho, em especial ao fisioterapeuta de UTI Marco Antônio Duarte de Oliveira. À Dra. Ludmila Abrão Hajar e sua equipe, em especial à Dra. Thalita Barbosa González e à Dra. Fernanda Thereza de Almeida, pelo empenho e pela dedicação ostensivos e altamente qualificados.

Ao Instituto Lucy Montoro, que ofereceu tratamentos avançados, integrando estímulos físicos, cognitivos e sensoriais a partir de realidade virtual, robôs e exoesqueletos; por meio de seus profissionais extremamente capacitados (fonoaudiólogos, psicólogos, nutricionistas, educadores físicos, fisioterapeutas, terapeutas ocupacionais e fisiatras), os quais foram responsáveis pela minha recuperação na dicção, deglutição e deambulação.

Minha gratidão à enfermeira e massoterapeuta Ana Flor, bem como à minha psicóloga, Dra. Sandra Regina Schewinsky, e ao fisiatra Dr. André Tadeu Sugawara. Essas mãos entrelaçadas recriaram o meu ser.

Considero que o livro atual, organizado por Sandra Schewinsky e Francisco Toro, que trouxeram os colaboradores com expertise reconhecida na árdua tarefa de fazerem o melhor para a recuperação de pessoas que sofrem em seu dia a dia pelas sequelas de Covid-19, traz informações importantíssimas para quem precisa atuar na área.

Boa leitura!

Jasson de Carvalho Pinto

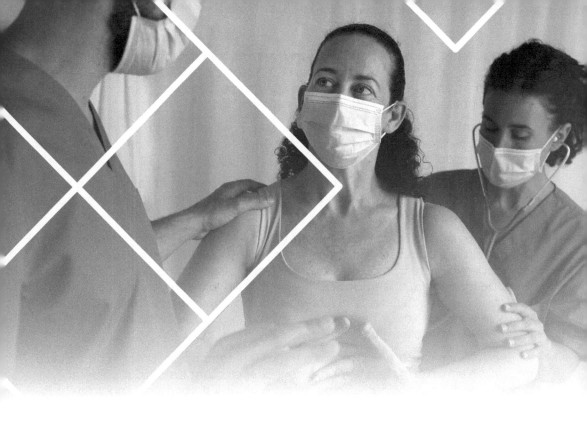

Apresentação

Este livro surge após a realização do I Seminário de Atualizações sobre Sequelas da Covid-19, promovido pelo Núcleo de Estudos e Pesquisas em Psicologia Hospitalar (NEPPHO), realizado em São Paulo em agosto de 2021, que contou com a participação de diversos profissionais de saúde e estudiosos do tema.

É uma contribuição na construção de um saber, no relato de experiências e do enfrentamento dessa tragédia que nos acometeu e que ainda pouco se conhece sobre os seus desdobramentos.

Parece que vivemos em filme de ficção científica ou de guerra! Como nos filmes, pessoas morrem, outras ficam sequeladas física e psiquicamente..., existem famílias enlutadas e traumatizadas. Muitos empobreceram, mas há quem tenha enriquecido, ou seja, os desonestos se aproveitaram da fragilidade alheia. Mas, felizmente, sempre haverá o "exército do bem" para minimizar a dor de quem padece.

Temos neste livro os melhores guerreiros contra esse mal que assolou o mundo, chamado Covid-19!

Importantíssimo atuar diretamente na assistência aos doentes, mas não menos importante é divulgar as experiências e as pesquisas sobre esse combate, para que o maior número de profissionais recarregue suas munições.

Inicialmente, pensamos que o coronavírus era um vírus "higienista", que levaria a óbito apenas as pessoas já vulneráveis e cujas mortes eram inevitáveis – ledo engano! Passamos, então, para o pânico, o isolamento total e os sofrimentos indescritíveis diante de nossos olhos, e também nossos corações.

Não demorou muito para percebemos que, como na guerra, os problemas não ficam circunscritos às mortes, mas que, por anos, teremos que lidar com as marcas por ela deixadas.

O intuito deste livro é justamente mostrar o panorama das alterações na saúde global, desde os casos graves até os leves, e, ainda, como reabilitar ou contornar os prejuízos existentes.

Então, o primeiro passo é conhecer o inimigo! O leitor receberá informações importantes sobre os aspectos epidemiológicos da Saúde Pública no Brasil, impactos da pandemia, bem como é a realidade dos profissionais de Saúde nas diversas áreas de assistência, que estão nas "trincheiras" (linha de frente contra o Covid-19) cuidando desses pacientes que sobreviveram ao vírus, mas que terão que enfrentar as sequelas deixadas pela doença, com alto grau de comprometimento em sua saúde, sendo, algumas delas, talvez irreversíveis.

O adversário lança suas bombas e temos um campo com buracos no corpo e na alma, Assim, o leitor será levado a conhecer os aspectos clínicos pós-infecção, sequelas neuropsiquiátricas, alterações de sono, a instalação da síndrome da fadiga crônica, impactos emocionais, ansiedade, depressão e declínios cognitivos.

É chegada a hora de limpar e curar as feridas! O "exército do bem" mostrará para o leitor como são possíveis grupos de apoio e orientação para as dificuldades cognitivas, bem como as mais modernas técnicas de estimulação cerebral não invasiva. Cuidados com o corpo e sua funcionalidade serão temas descortinados por médicos, fisioterapeutas, terapeutas ocupacionais, enfermeiros, fonoaudiólogos, nutricionistas e profissionais de educação física.

Finalizamos com os impactos no mundo do trabalho e o que aprendemos com a pandemia.

Nosso objetivo com o livro é trazer informações que possam elucidar as dúvidas, mas também formas de tratamentos para que a vida sempre tenha valor e esta seja nossa bandeira.

Boa leitura e, por favor, **vacine-se!**

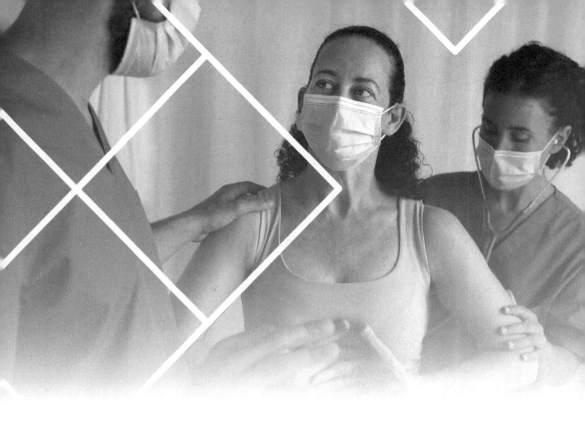

Sumário

1 | Aspectos Epidemiológicos da Saúde Pública no Brasil – Impactos da Pandemia 1
Ricardo Werner-Sebastiani

2 | Psicólogos na Linha de Frente do Atendimento aos Pacientes com Covid-19 – Relato de Experiência 9
Rita de Cássia Calegari

3 | O Que a Covid-19 Acarreta 21
Bruno Carrara Fernandes

4 | Aspectos Clínicos Sequelares Pós-infecção da Covid-19 29

Aline Lancellotti

5 | O Sono na Clínica do Depois 37

Alfredo Simonetti

6 | Síndrome de Fadiga Crônica 43

Leandro Heidy Yoshioka

7 | Impactos Emocionais por ser Contaminado pela Covid-19 51

Isabelle Fernandes Siqueira

Vinicius de Vicenzo Aguiar

8 | Sequelas pós-Covid e Saúde Mental: Sofrimento Psíquico, Outra Variante 55

Francisco Carlos Toro da Silva

9 | Sequelas Cognitivas Pós-Covid 19 65

Sandra Schewinsky

10 | Grupo de Apoio e Orientação às Pessoas com Prejuízos Cognitivos Decorrentes da Covid-19 75

Vinícius M. N. Veiga

Isabela M. P. de Oliveira

Thayná Marcella G. de Souza

Simone F. Fuso

11 | Princípios Médicos para Reabilitação Global Pós-Covid 83

Moisés da Cunha Lima

12 | O Uso de Técnicas de Estimulação Cerebral Não-invasivas na Reabilitação 93

Hercílio Barbosa da Silva Júnior

13 | Fisioterapia na Reabilitação de Pacientes com a Síndrome Pós-Covid 109

Viviane Carolina Sales de Andrade

14 | Condicionamento Físico na Reabilitação das Sequelas Pós-Covid-19 117

José Alberto Aguilar Cortez

Natália Araújo Mazzini

Ricardo Amboni

15 | Terapia Ocupacional na Reabilitação das Sequelas Pós-Covid-19 129

Marli Kiyoko Fujikawa Watanabe

16 | Cuidados de Enfermagem com Pessoas Sequeladas por Covid-19 135

Jaqueline de Oliveira Santos

Maria Meimei Brevidelli

17 | Fonoaudiologia na Reabilitação das Sequelas Pós-Covid-19 147

Déborah Carollo Samico

Gabriela Rodrigues Nunes de Oliveira

18 | Aspectos Nutricionais na Reabilitação das Sequelas do Covid-19 157

Rosana Aparecida de Freitas Lopes

Fernanda Simões de Andrade e Silva

19 | Vida Laboral, O que Podemos Concluir e Aprender com a Pandemia 169

Adriana Servilha

Sandra Schewinsky

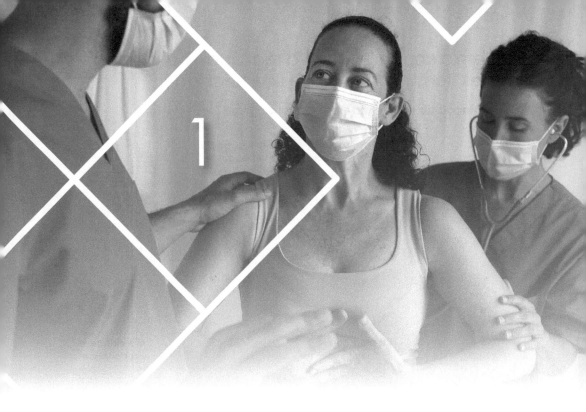

Aspectos Epidemiológicos da Saúde Pública no Brasil – Impactos da Pandemia

Ricardo Werner-Sebastiani

O presente capítulo visa dar ao leitor uma perspectiva evolutiva dos impactos da pandemia de Covid-19 no Brasil, sob uma perspectiva social, psicológica e sanitária. O resgate dos acontecimentos ao longo de 2020 e 2021 possibilitam ao leitor ter uma dimensão mais clara das múltiplas sequelas (físicas, psicológicas e sociais) que a pandemia trouxe à nossa população, e se aprofundar, nos capítulos que se seguirão, sobre as diferentes medidas de enfrentamento e reabilitação de mais de 2 milhões de pessoas que, de maneira direta, precisaram e precisam conviver com elas, e de outros tantos milhões que, de modo indireto, viram suas vidas atingidas pela doença.

Pandemia impôs uma nova realidade na vida das pessoas, famílias, instituições e sociedade

A instalação da pandemia – breve cronologia

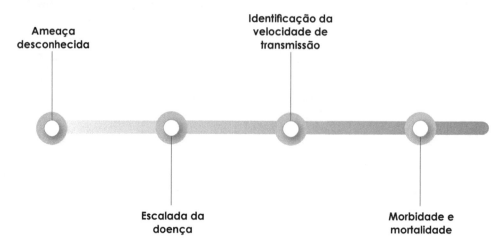

Figura 1.1
Fonte: Desenvolvida pela autoria.

No final de 2019, o mundo começou a ser alertado para um novo foco epidêmico em ocorrência na China, provocado pelo vírus SARS-Cov-,2 que passou a provocar uma doença denominada Covid-19. A demora na identificação da gravidade da doença possibilitou a disseminação do vírus em países da Ásia e da Europa e, gradativamente, o mundo, perplexo, passou a entender a dimensão daquela epidemia e seu potencial para se transformar na primeira pandemia do século XXI.

O vírus se propagou de uma forma extremamente rápida e passou a atingir um número cada vez maior de pessoas, levando muitas delas a desenvolver um quadro infeccioso de alta letalidade. A maioria das autoridades sanitárias dos países, e a própria Organização Mundial da Saúde (OMS), tardaram a entender a dimensão do inimigo que a humanidade estava começando a enfrentar.

Começamos a ver, principalmente pelas notícias vindas da Europa, no início de 2020, que se tratava de uma doença grave, desconhecida e que se alastrava em velocidade muito mais rápida do que as equipes de saúde e pesquisadores pudessem dar conta de entender e mitigar. O número de pessoas internadas em hospitais para tratamentos de média e alta complexidades começou a escalar e, infelizmente, o número de mortes também. A Itália foi o primeiro país do Ocidente a ver seus sistemas de saúde entrarem em colapso e desesperadamente tentou buscar medidas de enfrentamento da doença. Medidas como isolamento social, fechamento de estabelecimentos e restrição à circulação das pessoas, por exemplo, passaram a ser adotadas, tendo uma população amedrontada e perplexa sendo gradativamente dominada pelo medo. O quadro se repetiu em outros países da Europa no início de 2020 e chegou ao Brasil – oficialmente – em março daquele ano, quando foi identificada a primeira morte causada por Covid-19.

Os primeiros epicentros da pandemia no Brasil ocorreram no eixo Rio-São Paulo e, posteriormente, no Ceará e no Amazonas. Iniciaram-se as orientações, pelas autoridades sanitárias, de uma série de medidas para tentar atenuar a evolução da pandemia no Brasil. Praticamente, de uma semana para outra começou-se uma grande mobilização da sociedade.

Medidas de enfrentamento

Entre as principais medidas de enfrentamento adotadas, estavam:

1. Cuidados com higiene/biosegurança;
2. Isolamento social;
3. Quarentenas;
4. *Lockdown*;
5. Migração do trabalho presencial para a modalidade *home office*, assim como as escolas, que passaram a incorporar o *homeschooling*;
6. Redução das atividades sociais;
7. Fechamento do comércio.

Passamos a experimentar a instalação de uma nova realidade, que não sabíamos por quanto tempo duraria, nem tínhamos a dimensão exata de todos os estragos que estariam por vir:

- ▶ Início de conflitos de liderança, informação e orientação à população;
- ▶ Enormes esforços adaptativos para as pessoas lidarem com a nova realidade;
- ▶ Hiperutilização de recursos digitais para manter os ritmos de vida (trabalho, estudos, comunicação, lazer...);
- ▶ Realidades e necessidades distintas das diferentes camadas populacionais, com aumento de conflitos e dificuldades sociais, econômicas, relacionais, políticas etc.;
- ▶ Pandemia se alastrando pelo país de forma gradativa e assimétrica, dificultando a organização das autoridades públicas para seu enfrentamento;
- ▶ Campanhas de orientação e iniciativas massivas dos profissionais de saúde para assistir a população;
- ▶ A telemedicina ganhou novos contornos;
- ▶ Seguem por meses o aumento exponencial de infectados e de mortes;
- ▶ Identificação do eminente risco de colapso nas estruturas de saúde para dar conta da crescente demanda de casos de média e alta complexidades que implicam em internação hospitalar;
- ▶ Pressões sociais, econômicas e políticas contribuíram para o aumento das incertezas e inseguranças da população;

- Ao passo que as primeiras regiões atingidas do país já iam para o quarto mês de medidas restritivas, outras apenas iniciavam a relação com os impactos da pandemia;

- Houve pouco aproveitamento das experiências pregressas tidas tanto no exterior quanto nos estados e municípios, para que medidas mais adequadas fossem tomadas;

- Saturação da população que começou a lidar com as restrições e perdas mais cedo, medidas de isolamento e distanciamento social e risco de novas contaminações;

- Aumento de mais de 48% na busca de ajuda em saúde mental por parte da população se comparada ao mesmo período de 2019;[1]

- Estudos preliminares apontam para aumento de 35% nos casos de tentativas de suicídio, particularmente mais presentes na população entre 14 e 25 anos;[2]

- Clara identificação de recidiva ou instalação de transtornos mentais na população (prevalência de quadros depressivos, transtornos de ansiedade e de pânico, quadros somatoformes);

- Os quadros de *burnout* se intensificaram – havia uma enorme pressão sobre os profissionais mais susceptíveis a ele, como profissionais de Saúde, professores, jornalistas, profissionais da Segurança Pública, gestores etc.

Ondas da pandemia

A Primeira Onda estremeceu o país e fechou o primeiro semestre de 2020 contabilizando mais de 35 mil mortes pela Covid-19.

Com a chegada da Segunda Onda, e ainda sem a perspectiva objetiva de uma cobertura vacinal efetivamente protetiva, tivemos, a exemplo do que já acontecia com a Europa, uma nova e difícil etapa de esforços adaptativos da população se iniciando.

Diferentemente da Primeira Onda, não assistimos a uma propagação gradativa da pandemia; ela se recrudesceu em todo território nacional quase simultaneamente, colapsando estruturas de saúde para o atendimento emergencial e criando forte pressão sobre as equipes que absorviam os pacientes recuperados em programas de reabilitação.

A impressionante quantidade de sequelas determinadas pela infecção passa a desafiar as equipes multiprofissionais de reabilitação e obriga a criação de inúmeros protocolos, pois os pacientes chegavam aos programas ou aos consultórios e ambulatórios com quadros diferentes, exigindo quase um manejo diferenciado a cada caso. Múltiplas profissões e especialidades em saúde vem somando forças para assistir a essa população: médicos, enfermeiros, fisioterapeutas, psicólogos, fonoaudiólogos, terapeutas ocupacionais, nutricionistas, assistentes sociais, dentre tantos outros, aumentaram seus esforços conjuntos para tentar devolver a melhor qualidade de vida possível a essas pessoas.

É importante ressaltar também que outros tipos de sequelas (ou efeitos colaterais da pandemia) estão atingindo a população, mesmo aqueles que não contraíram a doença. Essas pessoas também precisam de atenção à sua saúde física e mental. Elencamos a seguir alguns dos inúmeros efeitos colaterais da pandemia que apresentam alto impacto na dimensão psicossocial da vida das pessoas:

- As ameaças da doença, do colapso econômico, da perda de emprego e renda, da paralisia do fluxo cotidiano de vida se recrudesceram. Nesse aspecto, não podemos deixar de considerar que o país já vinha sofrendo com forte crise econômica, social e política desde 2016.

- Há aumento dos quadros de ansiedade, conflitos interpessoais, queixas de insônia, alterações na atenção e concentração, dificuldade de organizar o ritmo cotidiano.

- População foi afetada pela imprevisibilidade e implanejabilidade de suas vidas em linhas de tempo relativamente longas.

- Clima laboral, perspectivas e condições de trabalho bastante comprometidas implementando estresse laboral e insegurança, afetando diretamente a capacidade produtiva das pessoas. Gestores pressionados para manter produtividade, reduzir despesas, demitir funcionários, refazer planejamentos...

- A privação de relacionamentos socioafetivos castigou as pessoas.

- A população mais idosa, "protegida", demonstrou condições mais severas de sofrimento mental e de deterioração cognitiva.

- Seguimos com medidas sociossanitárias assimétricas por todo país. Tentativas, acertos e erros das autoridades aumentaram a descrença da população, potencializando o risco de contaminação.

- Milhões de pessoas sofreram com lutos mal resolvidos pelas perdas que a pandemia provocou.

- Aumentaram os problemas e as dúvidas em relação à situação de ensino-aprendizado de crianças, jovens e adultos.

- Inúmeras famílias enfrentaram o problema de se adaptar ao *home office*, *homeschoolling* ou à volta ao trabalho e às atividades escolares presenciais ou híbridas.

- Sentimentos de culpa, impotência e raiva acompanham inúmeros pais por não conseguirem dar conta das múltiplas atividades, como trabalho, demanda dos filhos, afazeres domésticos, falta de estrutura de suporte doméstico e social, potencializando o esgotamento.

- Houve significativa deterioração de relacionamentos desencadeados pelo longo período de convivência imposta pela quarentena, com aumento preocupante dos casos de violência doméstica.

- Nossa diversidade cultural impôs desafios adicionais ao enfrentamento da pandemia.

- Identificou-se a instalação de uma nova modalidade de sofrimento chamada provisoriamente de "estresse digital".

- Em uma dimensão mais profunda e subjetiva, observa-se a reaproximação das pessoas com a consciência e a consequente angústia em lidar com a perspectiva da morte e do morrer.
- A descontinuidade dos serviços hospitalares e ambulatoriais impostos pela pandemia criou enormes lacunas nos serviços de assistência, com importante impacto nos de saúde mental, com Centros de Atenção Psicossocial (CAPS) e outras unidades sendo praticamente desativadas, deixando milhares de pacientes sem assistência, fato que também aumentou a sobrecarga dos profissionais de saúde.

A Quarta Onda, representada por um longo e difícil período de problemas mentais de ordem biopsicossocial, deverá perdurar por vários anos.

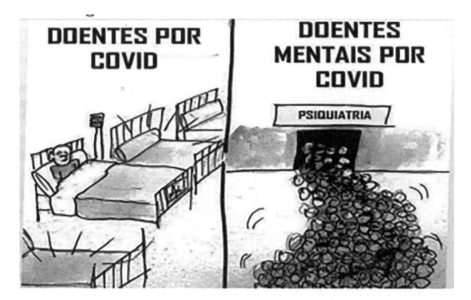

Figura 1.2
Fonte: Desenvolvida pela autoria.

Vacinação

Com o início da vacinação no Brasil em fevereiro de 2021, acendeu-se uma luz de esperança nas pessoas. Observou-se que a evolução massiva das vacinações foram cruciais para a redução dos quadros graves e óbitos e que contribuiu de forma efetiva para que as novas cepas se apresentassem menos letais.

O mundo começou a ver, após três meses de vacinações em cada país, um declínio dos casos graves e das mortes. As expectativas de se conseguir, ao menos, administrar a evolução da Pandemia apareceram, mas novas variantes do vírus seguiam sendo uma ameaça.

Vislumbrou-se uma nova fase de esforços adaptativos da população em geral, para uma nova realidade (de transição) entre o que tínhamos como referência de fluxos de vida até final de 2019, o que vivemos ao longo de 2020 e 2021, e o que virá pela frente, a partir da retomada das atividades cotidianas, no (re)planejamento de vida, trabalho, relações sociais etc.

Após decreto o fim da Pandemia pela OMS o Brasil contabilizava mais de 700.000 mortes causadas pela doença.

Segundo o MS mais de 3.000.000 de pessoas passaram ou ainda estão passando por programas de reabilitação pós-Covid-19. Mais de 203 tipos diferentes de sequelas já foram identificadas em pacientes contaminados (nas mais diferentes faixas etárias), e mesmo casos de baixa complexidade, vêm apresentando sequelas duradouras que impactam a qualidade de vida dessas pessoas.

Os profissionais de Saúde terão que se atualizar nas questões que envolvem os impactos das sequelas, mesmo não participando dos programas de reabilitação.

Essa nova realidade epidemiológica já está aparecendo no cotidiano das atividades de ambulatórios e consultórios, precisando ser considerada na avaliação diagnóstica e no estabelecimento de estratégias terapêuticas.

A nova, mas ainda transitória realidade, infelizmente seguirá impondo pressões e tensões de diferentes ordens em praticamente toda a população. Estilo de vida, hábitos, comportamentos seguirão tendo que ser mudados, adaptados, reprimidos, ressignificados.

Tabela 1.1 – Determinantes da saúde.

Acesso Assist. à Saúde	10%
Genética	20%
Ambiente saudável	20%
Hábitos saudáveis	50%

Fonte: Adaptada de IFTF: Centers for Disease Control and Prevention.

Talvez, o principal ganho que teremos nesse momento de transição é a perspectiva de voltarmos a ter previsibilidade de (ao menos) médio prazo para a vida e, consequentemente, readquirirmos a capacidade de planejabilidade (sentimento de continuidade).

Cabe a nós seguirmos em nossos esforços de darmos respostas a essas demandas, instrumentalizarmos nossos colegas da área da Saúde sobre o manejo desses problemas e, sobretudo, não nos esquecermos que, além de sermos necessários frente a tantos desafios e dificuldades, também somos vítimas deles!

Referências

Associação Brasileira de Psiquiatria (ABP). Cartilha Saúde Mental e Covid-19. maio 2020.

American Psychological Association (APA). Psychological Trauma: Theory, Research, Practice, and Policy. v. 12, n. S1, Aug. 2020.

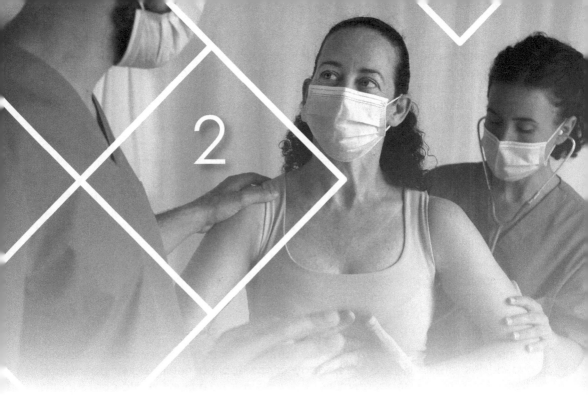

Psicólogos na Linha de Frente do Atendimento aos Pacientes com Covid-19 – Relato de Experiência

Rita de Cássia Calegari

Introdução

O Decreto nº 64.881, de 22 de março de 2020, estabeleceu a quarentena no Estado de São Paulo, no contexto da pandemia do Covid-19 e deu as providências complementares, entre elas a de que apenas os serviços de caráter essenciais, como alimentação, transporte e saúde mantivessem suas atividades, recomendando que a circulação de pessoas fosse limitada apenas para esses serviços, objetivando conter a propagação do vírus e não colapsar os serviços de saúde, pelo excesso de pessoas infectadas pelo vírus.

O "distanciamento social" foi implantado como forma de mitigar a disseminação do novo coronavírus e impactou a vida de milhares de pessoas no mundo, mudando drasticamente rotinas, a relação com o trabalho e os estudos, bem como a forma de interagir e se relacionar com amigos e familiares.

Nos processos das áreas de Recursos Humanos não foi diferente: o recrutamento, a captação, a seleção e a contratação dos profissionais para atuar nos hospitais de campanha ou nas unidades de atendimento ao paciente com Covid-19, ocorreram de forma virtual em muitas localidades. A urgência em compor equipes para atuar nesse cenário também ocasionou uma escassez de profissionais experientes e oportunizou o ingresso de profissionais com pouca vivência no cenário da saúde, inclusive para psicólogos recém-formados ou sem experiência na Psicologia Hospitalar.

Se, por um lado, a pandemia reduziu a oferta de campo de estágio prático para muitas categorias que atuam na área da Saúde (conforme os dados do Centro de Integração Empresa-Escola [CIEE]), muitos dos recém-graduados encontraram a oportunidade de trabalhar em hospitais de campanha ou outras instituições de atendimento aos pacientes suspeitos ou confirmados de Covid-19.

Ingressar nesse cenário de atuação também foi um desafio para os profissionais experientes: atuar na linha de cuidado crítico habitualmente requer aperfeiçoamento técnico e pessoal. São muitas horas de estudo e treinamento para suportar técnica e humanamente as características de um serviço em que a complexidade e a instabilidade dos pacientes sejam a rotina, bem como as situações-limite entre a vida e a morte. Atuar na pandemia foi um "teste" nesses aspectos e exigiu uma dose extra de profissionalismo, coragem e amor à profissão de todos os membros da equipe multiprofissional, fossem eles novatos ou veteranos.

O atendimento ao paciente com Covid-19 requisitou as estratégias e as técnicas já existentes nas diversas áreas (médica, enfermagem, psicologia, nutrição, fisioterapia, higiene e limpeza, administrativa, dentre outras) e ajustes para atender às demandas específicas do novo cenário da pandemia. A construção de protocolos de atendimento psicológico no hospital para pacientes com Covid-19 compreendeu as melhores práticas já adotadas na Psicologia da Saúde e o entendimento de novas e de também desconhecidas necessidades psíquicas que a pandemia apresentou no decorrer de meses. Essa construção foi viabilizada pela soma dos conhecimentos dos profissionais, usando as experiências prévias em atendimento hospitalar e a observação atenta às especificidades de cada local de atendimento.

Neste capítulo, apresentarei cinco processos sistêmicos de atuação do psicólogo em hospital de campanha, a chamada "linha de frente" da pandemia: atendimento psicológico ao paciente hospitalizado com Covid-19, visita virtual, acolhimento ao óbito do paciente, atendimento emergencial à equipe de saúde e ações de humanização – todos implantados com efetividade em um hospital de campanha da região do ABC, na Grande São Paulo, que funcionou de abril de 2020 a novembro de 2021. Nesse hospital, com mais de 400 leitos distribuídos em três endereços na mesma cidade, pacientes do próprio município ou de outras localidades receberam atendimento multiprofissional pelo Sistema Único de Saúde (SUS) para tratamento da Covid-19. Os pacientes foram assistidos por uma equipe de vinte psicólogos, distribuídos em dois plantões de 12×36, de segunda-feira a domingo, no período das 7h00 às 22h00.

Protocolo de atendimento psicológico ao paciente hospitalizado

A hospitalização provoca sentimentos de medo, angústia, insegurança e ansiedade na maioria dos pacientes. Estar doente, em um ambiente desconhecido, ter as rotinas alteradas, suas relações modificadas, conviver com as incertezas acerca do tratamento e preocupações em relação ao futuro ocasionam um estado de sofrimento psíquico considerável e que pode, inclusive, afetar a resposta do paciente frente ao tratamento proposto.

Internações ocorridas em razão da Covid-19 nesse período de relato de experiência exacerbam esses sentimentos em razão dos aspectos conhecidos da evolução da doença, risco de mortalidade, taxa de contaminação, prognóstico reservado para pacientes idosos ou com comorbidades e medidas terapêuticas invasivas, como a intubação. Adicionado a esse cenário pandêmico, a restrição da presença dos familiares do paciente internado agrava o estado emocional e afeta negativamente as condições psíquicas tanto do paciente quanto de seus entes queridos.

A mudança drástica nos recursos internos de enfrentamento do adoecimento e hospitalização dos pacientes e o isolamento da sua rede de apoio desafiou a equipe de saúde a buscar soluções, mitigando o sofrimento causado pelo distanciamento afetivo imposto aos doentes e às suas famílias.

Simonetti[1] afirma que "adoecer é como entrar em órbita". O adoecimento é um evento que se torna central na vida do indivíduo e diminui a relevância de todo o restante. Nessa órbita, os mecanismos de negação, revolta, depressão e enfrentamento se revezam em ciclos não necessariamente sequenciados e que requisitam energia atenciosa por parte dos familiares e profissionais que assistem o doente.

A implantação de um "Protocolo de Atendimento Psicológico para o paciente internado" visa direcionar a assistência do psicólogo, auxiliando na uniformização das condutas, organizando e facilitando para o grupo de profissionais a tomada de decisão. O atendimento psicológico no hospital de campanha foi padronizado de modo a ocorrer o mais brevemente possível após a admissão do paciente. O objetivo desse primeiro atendimento foi realizar acolhimento do paciente que, em razão das características da Covid-19, encontrava-se habitualmente fragilizado, assustado, inseguro em relação à qualidade dos serviços que receberia no hospital de campanha e com medo intensificado de morrer.

Em razão da ampla divulgação das mídias e da precariedade que alguns serviços de atenção à saúde enfrentaram, em especial no primeiro ano da pandemia, como falta de insumos básicos para o atendimento dos pacientes (como oxigênio), falta de equipamentos de proteção individual para os profissionais expostos ao risco de contaminação, bem como ausência de notícias atualizadas para os familiares da evolução clínica do paciente – o nível de ansiedade e medo na transferência para os serviços de saúde foi intensificado. Pacientes após a acomodação na ala de internação do hospital de campanha referiam uma grata surpresa por estarem deitados em uma cama, com lençóis limpos e recebendo assistência multiprofissional adequada. Um paciente, visivelmente aliviado, nos disse: "Eu pensei que ficaria *jogado* aqui". (*sic*)

Além desse acolhimento inicial, o atendimento psicológico realizado o mais breve possível após a chegada do paciente no hospital de campanha visou:

a. **avaliar o estado mental do paciente, levando em consideração:**

- ▶ Nível de consciência;

- ▶ Orientação (tempo, espaço, situação atual);

- ▶ Receptividade (à equipe, ao tratamento, ao psicólogo);

- ▶ Existência de queixas (relacionadas ao quadro clínico ou à experiência, como serviço recebido desde a chegada na unidade de origem);

- ▶ Relato de doenças mentais prévias e/ou tratamento em saúde mental;

- ▶ Presença de sinais de alerta para risco de auto ou heteroagressão como delírio, alucinação ou pensamento/ideação suicida.

b. **identificar os recursos de enfrentamento do paciente:**

- ▶ Religiosidade e/ou espiritualidade,

- ▶ Experiências prévias no enfrentamento de adoecimento ou hospitalização, incluindo com familiares acometidos pela Covid-19;

- ▶ Rede de apoio familiar/social;

- ▶ Apoio do empregador;

- ▶ Detecção de possíveis barreiras na comunicação com equipe (linguagem, idioma, surdez etc.).

c. **apresentar e disponibilizar o serviço psicológico ofertado no hospital:**

- ▶ Informação da rotina de atendimento dos psicólogos do hospital;

- ▶ Informação do horário de funcionamento do serviço;

- ▶ Orientação de como o paciente pode acessar o psicólogo se desejável.

Observou-se que muitos usuários, além de chegar no hospital de campanha com muito medo, chegavam com falta de ar – sintoma característico no quadro da Covid-19 e agravado pela ansiedade despertada pela internação hospitalar e o distanciamento da família. Após a chegada, com o acolhimento da equipe de saúde e a percepção de que será cuidado, o medo era amenizado, mas nunca extinto, em razão das diversas possiblidades de evolução clínica, da vivência de estar internado e da impossibilidade de ser acompanhado por familiares durante a internação. Apoiar o paciente para suportar esse período de incertezas foi um dos objetivos da atuação do psicólogo na linha de frente da pandemia.

Os atendimentos do psicólogo no hospital de campanha foram registrados e arquivados no prontuário do paciente, conforme Resolução CFP nº 001/2009, que dispõe sobre a obrigatoriedade do registro documental decorrente da prestação de serviços psicológicos. Incluímos o registro das tentativas de atendimento sem sucesso, devido a paciente indisponível, em exames, recusa pelo atendimento (um direito do paciente) ou mesmo sem condições clínicas naquele momento. Essa informação visou documentar a oferta dessa assistência e possibilitar a análise de indicadores de qualidade e assertividade do serviço de Psicologia implantado, bem como o justo reporte à administração do hospital dos atendimentos efetivamente realizados.

De acordo com o Protocolo de Atendimento Psicológico, na identificação dos sinais de alerta citados (delírio, alucinação ou pensamento/ideação suicida), o psicólogo acionava o médico com brevidade, para discussão do caso e definição do melhor manejo indicado. O apoio da equipe de Psiquiatria para pacientes do hospital de campanha também foi incorporado à rotina assistencial, a partir da solicitação de interconsulta de especialista.

Um aspecto que merece destaque é o fato de os profissionais de saúde do hospital de campanha terem a clareza de que, naquele local, não se "tratava Covid-19". Todos os esforços da equipe multiprofissional estavam direcionados para *tratar pessoas*, que possuíam biografia, valores e singularidades, mas estavam adoecidas pela Covid-19. Diante desse posicionamento, desde a admissão do paciente até o desfecho clínico de seu caso, a assistência foi integral.

Após o atendimento, o psicólogo definia uma conduta de continuidade das visitas, priorizando a manutenção da assistência aos casos que apresentavam complexidade emocional de moderada a grave, para suporte dos usuários cujo estado mental e/ou recursos de enfrentamento eram insuficientes para a situação, tornando-se fatores de risco no tratamento, pois impediam o paciente de contribuir e ser protagonista na sua jornada de adoecimento e recuperação.

Realização de visitas virtuais

A Constituição Federal Brasileira de 1988 dispõe a saúde como um direito social e de regulamentação do Sistema Único de Saúde (SUS), por meio da Lei nº 8.080, de setembro de 1990, que afirma no Título I que "A saúde é um direito fundamental do ser humano, devendo o Estado prover as condições indispensáveis ao seu pleno exercício"[2].

Diversas leis e decretos promovem a humanização da assistência e o respeito aos costumes, aos desejos, às crenças e aos valores do paciente associados a um atendimento humanizado. A internação do paciente deve conciliar seus hábitos às rotinas assistenciais, exigindo por parte da equipe de saúde um esforço de ajustamento, que pode ser traduzido no respeito ao ser humano. Compreende-se que as rotinas hospitalares são importantes para o desempenho da equipe, mas, para oferecer um atendimento digno e respeitoso ao paciente, é necessário que os profissionais do hospital busquem conciliar suas rotinas às necessidades dos pacientes e dos seus acompanhantes, priorizando a singularidade de cada usuário e ofertando atenção às particularidades de cada família.

Na pandemia por Covid-19, a tecnologia tornou-se uma ferramenta imprescindível para as relações humanas, promovendo um movimento migratório das relações tradicionalmente presenciais para plataformas virtuais de forma maciça. Em contextos como a educação, o ambiente de trabalho e o entretenimento, a mediação pelos recursos tecnológicos já vinha gradativamente ocorrendo. A pandemia intensificou a "desmaterialização" de salas de aula, salas de reunião, escritórios e casas de espetáculos.

Nos hospitais, por conta da restrição de visitantes, bem como da permanência de familiares durante o período de hospitalização, foi necessário prover canais que pudessem minimamente suprir a necessidade de contato entre os pacientes e seus entes queridos. O *tablet* e as plataformas de videochamada passaram a ser as ferramentas da equipe de saúde, como recurso de trabalho diário nessa tarefa de conectar as pessoas, incluindo os médicos, que diariamente forneciam boletins de saúde atualizados aos familiares aflitos.

A inexistência de referências prévias de quais seriam as boas práticas na condução de videochamada para paciente e familiares requisitou a discussão entre os profissionais sobre quem, dentre os membros da equipe de saúde, deveria conduzir a rotina de videochamadas de forma sistêmica e segura. Nem toda a equipe tinha a clareza de que conteúdos psíquicos, tanto do paciente como de seu familiar, poderiam emergir durante a chamada. Coube ao psicólogo da equipe contextualizar a intensidade dos afetos com os quais estávamos entrando em contato ao efetivar uma ligação por vídeo e os possíveis impactos em negligenciar esse conteúdo.

Diante disso, foi consensuado que, em razão de sua formação voltada às subjetividades da emoção humana e prática no acolhimento do sofrimento psíquico, o psicólogo conduziria as visitas virtuais, inserindo a atividade da videochamada como sua atribuição diária no hospital de campanha. Também foi necessário estabelecer a periodicidade das visitas por videochamada, sua duração, quantos familiares seriam contatados e quantas tentativas após o não atendimento pelo familiar seriam realizados. Pactuamos que a meta da equipe de psicólogos seria proporcionar no mínimo uma ligação de videochamada para cada paciente internado. Porém, observamos casos que havia a necessidade de mais ligações aos familiares, especialmente dos pacientes com alterações emocionais que se beneficiavam do suporte e conforto familiar.

Outro aspecto não previsto na realização das visitas virtuais foi a necessidade dos familiares em comunicar más notícias ao paciente internado, como adoecimento de entes queridos, internação, piora da evolução clínica e falecimento de familiares e amigos. Omitir uma informação negativa do paciente foi retratado pelos familiares como motivo de sofrimento e culpa. Nessas circunstâncias, os familiares solicitavam contato com o psicólogo para receber orientações de quando e como efetivar a comunicação da má notícia ao paciente, com o devido suporte da equipe multiprofissional do hospital de campanha.

A equipe de saúde analisou e compreendeu que, somente com indícios de que a má notícia provocasse agravamento significativo no quadro clínico do paciente, deveria ser postergada. Dessa forma, com a validação da equipe multiprofissional, o psicólogo conduzia a orientação dos familiares e a realização da videochamada, em que os familiares informavam o fato ao paciente. Em situações de comunicação de óbito de familiares ao paciente, adotamos a prática de no mínimo dois psicólogos executarem juntos a ação, possibilitando que se dividissem em apoio ao paciente e apoio à família, simultaneamente. Nessas situações, todos os demais psicólogos da equipe se distribuíam nas alas próximas, para tranquilizar os demais pacientes em caso de gritos ou choro, naturalmente ecoados no ginásio onde os hospitais de campanha estavam instalados.

Fomos surpreendidos com o pedido de alguns pacientes, após receber a notícia do falecimento, o desejo de acompanhar virtualmente o enterro do ente querido. Dessa forma, no horário informado pela família, o psicólogo efetivava a chamada para que o paciente internado pudesse estar com seus familiares na última homenagem ao familiar falecido.

Outra demanda que o processo de atendimento aos pacientes com Covid-19 gerou para o psicólogo foi a atuação no momento prévio à intubação do paciente. Entre 10% e 15% dos pacientes com Covid-19 necessitaram de internação em terapia intensiva por insuficiência respiratória aguda determinada por pneumonia viral e a oxigenioterapia é um dos pilares do tratamento dessa condição clínica. Quando o paciente criticamente enfermo com Covid-19 é incapaz de manter níveis adequados de ventilação, a despeito do uso de medidas não invasivas, faz-se necessário o uso de ventilação mecânica invasiva para assegurar adequada oxigenação aos tecidos.[3]

A equipe respeitou o direito do paciente em participar do seu tratamento e de receber informações sobre seu quadro clínico pela equipe que o assiste, de forma que o paciente com indicação de intubação tinha a prioridade do atendimento do psicólogo, que atuou no acolhimento das angústias desse momento, ajudou a esclarecer dúvidas e a organizar os sentimentos do paciente frente à conduta terapêutica prescrita pelo médico. Sempre que desejável pelo paciente, a videochamada foi realizada. Compreender a prioridade do que seria dito nesse contato virtual com a família requer um tempo de elaboração nem sempre possível, portanto, o acompanhamento precoce dos casos com a possibilidade de indicação terapêutica de intubação contribuiu na qualidade do manejo emocional pelo psicólogo. Essa é uma das vantagens da participação do psicólogo na visita multiprofissional à beira leito, que ocorre diariamente nas unidades de terapia intensiva (UTI), facilitando a discussão dos casos em andamento, o acompanhamento das condutas terapêuticos programadas pela equipe e o estreitamento da parceria e atuação conjunta dos profissionais de saúde.

Acolhimento ao óbito do paciente

O distanciamento social imposto pela pandemia incluiu a realização de velórios e sepultamentos, que restringiram a participação presencial a um número reduzido de pessoas. Para os falecidos em razão da Covid-19, a Resolução SS-32, de 20 de março de 2020, que dispõe sobre as diretrizes para manejo e seguimento dos casos de óbito no contexto da pandemia no estado de São Paulo, ainda recomenda que o corpo seja acondicionado em saco impermeável próprio e em conformidade com a política nacional de resíduos. O corpo ensacado é colocado na urna funerária, que é imediatamente lacrada.

Os corpos são transportados pelas funerárias sem abertura da urna, nem do saco que envolve o corpo, sob risco de violação do art. 268 do Código de Processo Penal: "Infringir determinação do Poder Público, destinada a impedir introdução ou propagação de doença contagiosa: Pena – detenção, de um mês a um ano, e multa" e do art. 330: "Desobedecer a ordem legal de funcionário público: Pena – detenção, de quinze dias a seis meses, e multa"[4].

A experiência da perda de um ente querido desperta dor e sofrimento nos familiares, sendo o luto a resposta emocional esperada. Fatores como morte abrupta ou violenta, falecimento precoce ou autoprovocado podem despertar nos familiares um prolongamento do processo do luto e evoluir para o chamado "luto complicado". Ter um ente querido falecido por Covid-19 intensificou as respostas emocionais e atuou como um fator dificultador da elaboração da perda pelos familiares, que não puderam realizar as despedidas com flores, rituais religiosos, apoio dos amigos e última despedida visual do ente querido.

Nos casos de óbito ocorridos no hospital de campanha, o assistente social era o responsável pelo contato com o porta-voz da família ou o responsável pelo paciente, via telefone. Nesse contato telefônico, o profissional solicitava o comparecimento no hospital, sem informá-los sobre o óbito. Na chegada ao hospital, os familiares eram recepcionados pelo assistente social, pelo médico e por um psicólogo, que se dirigiam ao local mais privativo possível. O profissional médico é o responsável por informar a família sobre o falecimento do paciente, esclarecer todas as dúvidas de como foi o tratamento e o que ocasionou o falecimento. O psicólogo era o responsável em amparar e acolher a família após a notícia. Embora haja papéis e responsabilidades definidos nesse processo, o acolhimento não é um processo exclusivo do psicólogo e os demais profissionais presentes participaram naturalmente desse momento.

O psicólogo devia manter a escuta ativa, possibilitando identificar sinais de alerta sugestivos para o luto complicado nos familiares, como persecutoriedade e desconfiança em relação aos cuidados fornecidos pela equipe de saúde, culpabilização de membros da família (em especial que podem ter sido responsáveis pela transmissão de Covid-19 ao paciente), negação do óbito, raiva, comportamento auto ou heteroagressivo (verbal e/ou físico), vulnerabilidade socioeconômica com a perda do paciente e ausência de rede de apoio para o processo do luto.

Além da avaliação imediata dos familiares no recebimento da notícia do óbito, o psicólogo também avaliava se havia nos profissionais envolvidos, sinais sugestivos de estresse pós-traumático ou *burnout*, lembrando que nesse cenário de pandemia, os profissionais vivenciaram muitos lutos consecutivos de pacientes sob seus cuidados, além do desgaste pela atuação na linha de frente da pandemia associados ao excesso de atividades e ao medo de adoecer.

Em razão das questões sanitárias, a urna funerária era lacrada e a família não visualizaria o corpo do seu ente querido no velório, compreendeu-se a importância de propiciar a visualização do corpo do paciente pelo familiar antes de este sair do morgue do hospital. Nesse cenário, o psicólogo ofertava para a família a despedida presencial no necrotério do hospital e, quando aceito, acompanhava todo o processo. Fazia parte desse acolhimento do psicólogo ajudar o familiar a paramentar-se com os equipamentos de proteção individual (EPIs) – a saber: máscara, touca, avental e luvas descartáveis – e explicar os motivos dessa paramentação (evitar contaminação por Covid-19).

No morgue, e diante do paciente falecido, o psicólogo apoiava e incentivava o familiar verbalizar seus sentimentos e suas emoções para o familiar falecido, nessa oportunidade de despedida presencial. Alguns familiares desejavam realizar prece ou minutos de silêncio. Outros pediam perdão e agradeciam. A maioria se comovia e precisava ser amparada pelos profissionais presentes. É possível que, cientes de que não mais visualizariam o falecido, os familiares transbordavam a emotividade com a intensidade ampliada. Em um velório comum, seriam amparados por seus entes queridos; no cenário da pandemia, eram os profissionais da equipe multiprofissional as pessoas presentes e que não se esquivavam dessa responsabilidade que não era técnica, mas humana. No término, o psicólogo acompanhava o familiar na saída do morgue, ajudava a retirar e descartar os EPIs e o encaminhava para o assistente social, que finalizava o atendimento hospitalar com as últimas orientações burocráticas, acerca da declaração de óbito e registro em cartório para obtenção da certidão de óbito.

Atendimento da equipe de saúde

O psicólogo podia ser acionado por membros da equipe multiprofissional para suporte emergencial, por conta de situações agudas ocorridas com a equipe, como: óbito do paciente sob os cuidados do profissional, conflitos com paciente, recebimento de diagnóstico de Covid-19, recebimento de notícia de internação/ agravamento ou óbito de familiares acometidos por Covid-19 ou outra patologia, dificuldades no processo de trabalho que impactam no resultado assistencial e outras demandas emocionais.

O ideal era que o suporte psicológico prestado à equipe não fosse realizado por psicólogos atuantes do grupo, inclusive porque o psicólogo também é membro da equipe de saúde e, nesse contexto, precisava ser percebido como exposto ao sofrimento psíquico. Dessa forma, profissionais não direcionados a prestar assistência aos pacientes internados no hospital de campanha, eram as opções mais adequadas para ofertar atendimento psicológico à equipe multiprofissional.

É importante salientar que muitos dos profissionais que atuaram na linha de frente da pandemia estavam na sua primeira experiência profissional ou não tinham vivência anterior no contexto hospitalar ou na linha de atendimento ao paciente crítico. Adaptar-se rapidamente para o pronto-atendimento não foi uma tarefa que todos concluíram com sucesso. Diversos profissionais recém-chegados ao hospital de campanha solicitaram seu desligamento após realizar o primeiro plantão; alguns verbalizaram sentimentos de fracasso pessoal e menos valia por não serem capazes de atuar naquele contexto.

É contraproducente que não exista uma "cadeia de ajuda" para profissionais que atuem sob pressão: pessoas que possam ser imediatamente acionadas quando o profissional chega a um limite de atuação, tanto na esfera técnica como pessoal. Não se trata apenas de uma supervisão ou chefia, mas de profissionais mais experientes que possam servir de amparo e retaguarda nos momentos em que o profissional da linha de frente precisa "sair da frente" por alguns instantes.

Pitta apontava dez anos antes da pandemia que os trabalhadores de saúde, com algumas exceções, não têm recebido atenção sobre os agravos acerca dos múltiplos papéis que desempenham enquanto usuários e prestadores de serviço, chamando a atenção acerca dos impactos do superesforço da mente e do corpo para a saúde do profissional da saúde. A autora ainda afirma que os profissionais menos qualificados são os mais expostos ao sofrimento psíquico.[5]

As principais implicações na saúde mental dos profissionais no cenário da pandemia relacionam-se à depressão, insônia, ansiedade, angústia, transtorno de estresse pós-traumático (TEPT), distúrbios do sono, síndrome de *burnout*, transtorno compulsivo obsessivo (TOC), exaustão e insatisfação no trabalho. Existem três grandes aspectos no trabalho que impactam a saúde mental dos profissionais: a física, a cognitiva e a psíquica. Importante também é a "carga moral", que demanda ao profissional tomar decisões que implicam diretamente na vida do paciente, podendo gerar por parte desses profissionais sentimentos de medo, angústias, desconforto e ansiedade.[6]

Ações de humanização

Em 2001, o Ministério da Saúde (MS) criou o Programa Nacional de Humanização da Assistência Hospitalar (PNHAH). O ano de 2003 foi considerado um marco na humanização no MS, quando foi lançada a Política Nacional de Humanização da Atenção e Gestão do SUS (PNH/HumanizaSUS).[7] O tema central na PNH é o ser humano e, em específico, o relacionamento entre as pessoas usuárias e fornecedoras de serviços da saúde, propondo como condição para o sucesso a promoção de uma mudança no modo de pensar, agir e tratar o paciente e seus familiares, os profissionais da saúde e a comunidade onde o hospital ou instituição de saúde está inserido. Essa política enfatiza ações coletivas, sendo necessárias a mudança cultural proposta e a atenção à individualidade, tanto do usuário como do fornecedor de serviços de saúde.

No hospital de campanha, em razão das especificidades do local (um ginásio de esportes adaptado para acomodar o serviço de saúde), muitos aspectos relacionados à hotelaria sofreram uma drástica limitação: alas com muitos leitos, ruídos intensificados pela acústica do local, restrição de visitantes, restrições em relação a posse de pertences pessoais, ausência de recursos de distração como televisão, entre outros. O contexto aumentou o desafio de praticar os preceitos da Política de Humanização e exigiu o alinhamento constante das equipes para que a assistência fosse humanizada.

As referências à assistência humanizada são associadas à boa comunicação, à interação entre profissionais e pacientes, à ênfase de relacionamento pessoa a pessoa e à valorização do desenvolvimento da sensibilidade, respeito e solidariedade.[8]

Dessa forma, o psicólogo contribuiu com sua escuta ativa às subjetividades humanas e possibilitou a inserção de atividades, com demais membros da equipe de saúde, que refletiam na humanização da assistência.

A equipe de Psicologia, em parceria com os demais profissionais, realizou diversas ações voltadas à humanização e à melhoria da experiência do paciente no hospital de campanha, como visitas virtuais de palhaços voluntários, serenatas nas alas de internação, comemoração do aniversário do paciente (respeitando seu desejo, valores e crenças), oferta de música, livros, sessões de cantoria entre os pacientes, oficinas de arteterapia, pintura de mandalas, entrega de cartas, benção de grupos religiosos, dentre outras.

Para os profissionais, ações como área de descanso – descompressão e almoços comemorativos – foram fortalecidas pela generosidade da comunidade: doações de lanches, bolos, doces, flores, chocolates, bem como agradecimentos expostos em faixas na área externa ao hospital, marcaram a rotina dos profissionais e nos ajudaram a seguir em frente, na linha da frente.

Comentários finais

A pandemia começa a parecer perder força conforme o número de pessoas vacinadas cresce. Ou, em localidades com baixo índice de vacinados, surgem novas ondas e mutações desse vírus, que é um marco da nossa história. Tenho convicção de que muito ainda será dito, discutido, aprendido e ressignificado sobre os efeitos da pandemia por Covid-19 nos próximos anos.

Algumas pesquisas começam a trazer informações dos efeitos do isolamento no aprendizado dos alunos, dos impactos na qualidade de vida da população e desgastes na nossa saúde mental. Ainda há de se fortalecer as estratégias cuidativas e compreender o impacto da pandemia nos órfãos da Covid-19; nos pais idosos que enterraram seus filhos e principais cuidadores; nas mães que, no puerpério, não puderam se vincular aos seus filhos recém-nascidos; dentre outros.

Como profissionais, atuamos com a incerteza amplificada durante meses, perdemos colegas falecidos pela ou em decorrência da Covid-19, adoecemos, nos recuperamos ou estamos tratando as sequelas (físicas e emocionais) dessa pandemia. Das poucas certezas de que essa experiência me permitiu sentir como profissional da saúde, está a de que nossa entrega foi fruto da coletividade. Permanecemos não pelo fato de sermos mais fortes e, sim, pelo fato de termos sido uns com os outros.

Referências

Simonetti, Alfredo. O mapa da doença. São Paulo: Casa do Psicólogo; 2004.

Brasil. Ministério da Saúde. Lei nº 8.080, de 19 de setembro de 1990. Dispõe sobre as condições para a promoção, proteção e recuperação da saúde, a organização e o funcionamento dos serviços correspondentes e dá outras providências. Diário Oficial da União, Brasília, 20 set. 1990. Seção 1:018055.

Brasil. Ministério da Saúde. Orientações sobre intubação orotraqueal em pacientes com Covid-19. 7 nov. 2023. Disponível em: www.gov.br/saude/pt-br/coronavirus/publicacoes-tecnicas/recomendacoes/orientacoes-sobre-intubacao-orotraqueal-em-pacientes-com-covid-19/view. Acessado em: 15 nov. 2023.

Conselho Estadual de Secretários Municipais de Saúde de São Paulo (COSEMS-SP). Resolução SS-32, 20-03-2020 – Dispõe sobre as diretrizes para manejo e seguimento dos casos de óbito no contexto da pandemia COVID-19 no Estado de São Paulo. 22 mar. 2020. Disponível em: https://www.cosemssp.org.br/noticias/resolucao-ss-32-20-03-2020-dispoe-sobre-as-diretrizes-para-manejo-e-seguimento-dos-casos-de-obito-no-contexto--da-pandemia-

Pitta, Ana. Hospital: Dor e Morte como Ofício. São Paulo: Hucitec; 2010.

Bezerra G, Sena AS, Braga S, dos Santos ME, Correia LF, Clementino KM et al. O Impacto da Pandemia por Covid-19 na Saúde Mental dos Profissionais de Saúde: Revisão Integrativa. REAID. 4 set. 2020;93:e-20012. Disponível em: http://www.revistaenfermagematual.com.br/index.php/revista/article/view/758. Acessado em: 15 nov. 2023.

Brasil. Ministério da Saúde. Secretaria de Atenção à Saúde. Núcleo Técnico da Política Nacional de Humanização. HumanizaSUS: documento base para gestores e trabalhadores do SUS. 4. ed. Brasília: MS; 2008.

Oliveira, Caroline Pimenta de e Kruse, Maria Henriqueta Luce. A humanização e seus múltiplos discursos: análise a partir da REBEn. Revista Brasileira de Enfermagem. 2006;59(1):78-83. Disponível em: https://doi.org/10.1590/S0034-71672006000100015. Acessado em: 15 nov. 2023.

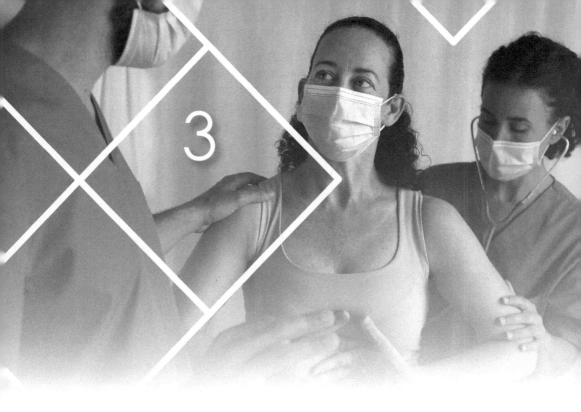

O Que a Covid-19 Acarreta

Bruno Carrara Fernandes

A humanidade enfrentou uma grave pandemia desde o fim de 2019 causada pelo SARS-CoV-2: a Covid-19. Trata-se de um retrovírus da família dos beta-coronavírus e seu aparecimento foi precedido por duas epidemias de patógenos da mesma família: o SARS-CoV-1, causador da Síndrome Respiratória Aguda Grave, em 2005, e o MERS-COV, causador da Síndrome Respiratória do Oriente Médio, em 2013[1].

Assim como seus predecessores, o SARS-CoV-2 não causa uma infecção apenas respiratória, mas um quadro comprovadamente multissistêmico. Apresenta comparativamente maior transmissibilidade e menor mortalidade que explicam seu maior potencial pandêmico.

Quando se analisa a pletora de fenômenos relacionados à infecção, deve-se levar em consideração que estes podem ser consequência de diversos fatores: a invasão direta do vírus e destruição celular, a resposta inflamatória exacerbada com produção de citocinas inflamatórias, quadros parainfecciosos imunomediados que ocorrem pela reação cruzada entre anticorpos que são produzidos e células saudáveis do próprio organismo e efeitos colaterais do tratamento.

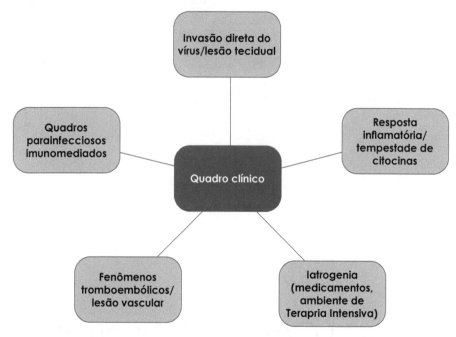

Figura 3.1 – Determinantes do quadro clínico do paciente.
Fonte: Desenvolvida pela autoria.

Quadro clínico

Estudos observacionais de pacientes com Covid-19 mostram que 81% deles desenvolvem um quadro assintomático, leve ou moderado. O quadro leve apresenta sintomas como tosse seca, febre, mal-estar e diarreia. O quadro moderado mostra, além dos sintomas, evidência de acometimento pulmonar que não é significativo[2].

Quinze por cento apresentam um quadro grave, em que o acometimento pulmonar é mais significativo e manifesta-se clinicamente como Síndrome da Respiratória Aguda Grave (SRAG)[2].

Quatro por cento dos pacientes evoluem com a forma crítica da doença, na qual se observa um comprometimento pulmonar mais grave, conhecido como Síndrome de Angústia Respiratória Aguda (SARA) ou outros tipos de disfunção orgânica, como disfunção renal ou cardíaca[2,3].

Há fatores de risco para se desenvolver um quadro mais grave, como obesidade, diabetes, doença renal crônica, tabagismo, doença pulmonar obstrutiva crônica, neoplasias, imunossupressão em pacientes transplantados, insuficiência cardíaca, entre outros[4].

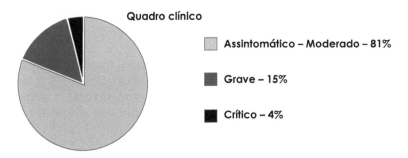

Figura 3.2 – Distribuição dos casos de Covid-19 conforme gravidade.
Fonte: Desenvolvida pela autoria.

História natural da doença

A Covid-19 invade o organismo pelas vias aéreas superiores. A proteína S do vírus tem grande afinidade pelos receptores ECA2 (Enzima Conversora de Angiotensina 2), bastante presente na mucosa nasal, e sua ligação permite a invasão celular que dá início à doença. O SARS-CoV-2 pode então invadir e causar lesão nos pulmões, rins, vasos sanguíneos, intestinos, coração e cérebro.

A partir da infecção, ocorre um período sem sintomas (período prodrômico) em torno de 10-14 dias. A partir do início dos sintomas, há uma fase de viremia, na qual o elemento mais importante é a replicação viral com lesão dos tecidos e ausência de uma resposta imune organizada. Essa fase dura de 7-10 dias[4].

Após a fase de viremia, observa-se a fase aguda. Nesta, há uma resposta imune mais organizada. No entanto, outros fenômenos além da lesão causada pelo vírus podem contribuir para a gravidade do quadro. A resposta inflamatória pode ser exacerbada, com um excesso de mediadores inflamatórios e proteínas de fase aguda (interleucina 1, interleucina 6, fator de necrose tumoral alfa, dímero D, Proteína C Reativa) circulando na corrente sanguínea, causando o que é conhecido por tempestade de citocinas. Ocorre também um estado de hipercoagulabilidade que, associado à lesão dos vasos sanguíneos, traz propensão a tromboses venosas por todo o organismo e acidentes vasculares encefálicos. Esta é uma fase importante no tratamento dos pacientes e vai do 7º-10º dia ao 14º dia do início dos sintomas[4].

A partir de então, observa-se uma fase de convalescência, em que os sintomas do paciente caminham em direção a uma resolução, a maior parte deles remitindo em 4 semanas, ou observa-se uma fase crítica, em que o paciente tem que lidar com as disfunções orgânicas consequentes da fase aguda, estando sujeito a diversas complicações e iatrogenia[4].

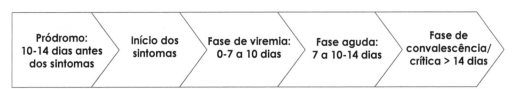

Figura 3.3 – História natural da Covid-19.
Fonte: Desenvolvida pela autoria.

Podemos classificar a temporalidade da Covid-19 de outra forma: até 4 semanas, podemos chamar de Covid aguda; de 4-12 semanas, de Covid sintomática em andamento ou pós-aguda; e a partir de 12 semanas, de pós-Covid ou Covid crônica[5]. Há também a denominação de Covid longa, que não necessariamente coincide com o tempo do pós-Covid. Os sintomas da Covid-19, a longo prazo, são um assunto de crescente importância, tendo em vista que a avaliação sistemática dos pacientes mostra uma população na qual os sintomas não se resolvem completamente.

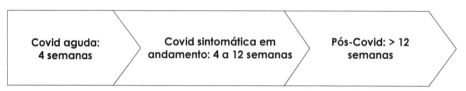

Figura 3.4 – Classificação dos sintomas da Covid-19 conforme o tempo.
Fonte: Desenvolvida pela autoria.

Alterações respiratórias

O acometimento respiratório é o ponto central da infecção pelo SARS-CoV-2, sendo a partir dele que classificamos os níveis de gravidade do paciente.

O paciente pode apresentar sintomas de vias aéreas superiores como tosse seca e dor de garganta, e não ter acometimento significativo do pulmão, sendo essa a forma leve.

Na forma moderada, há evidência clínica de acometimento do pulmão, que pode ser visto em Tomografia Computadorizada (TC). O achado radiológico mais encontrado é o infiltrado em vidro fosco que, nesses casos, acomete menos de 50% dos pulmões[2,4].

Na forma grave, está estabelecida a SRAG, que é caracterizada por uma Saturação de Pulso de Oxigênio (SPO_2) < 93% ou uma Frequência Respiratória > 30 incursões respiratórias por minuto[2,4]. O infiltrado em vidro fosco já acomete mais de 50% do parênquima pulmonar. Nesses casos, está normalmente indicada a internação em unidade hospitalar para observação e tratamento.

Na forma crítica, observamos a SARA, que é um quadro mais grave e de manejo na Unidade de Terapia Intensiva. O prejuízo à transmissão do oxigênio inspirado dos alvéolos para o sangue (hematose) causa diminuição na relação entre a oxigenação do sangue e a quantidade de oxigênio fornecido (relação p/F)[2,4]. São pacientes que requerem formas diferenciadas de fornecimento de oxigênio, como cateter nasal de alto fluxo ou ventilação não-invasiva, e frequentemente evoluem com insuficiência respiratória e necessidade de ventilação mecânica, bloqueio neuromuscular e de estratégias de recrutamento alveolar, em que há uma tentativa de utilizar o máximo da capacidade do pulmão para garantir a melhor oxigenação possível. A estratégia mais comumente utilizada para esse fim é a posição prona, em que se coloca o paciente de barriga para baixo por um período em torno de 18-24 horas. Nos casos que não respondem às estratégias, ainda se pode lançar mão da oxigenação por membrana extracorpórea, em que se utiliza um dispositivo semelhante a uma máquina de hemodiálise para realizar as trocas gasosas do sangue enquanto o pulmão se recupera[2,4].

Além do quadro pulmonar viral, eventualmente observa-se sinais de pneumonia bacteriana ocorrendo simultaneamente. Nesses casos, ou na suspeita deles, indica-se terapia com antibióticos[2,4].

Outro quadro pulmonar relevante é o Tromboembolismo Pulmonar (TEP), no qual a lesão dos vasos, associadas ao estado de hipercoagulabilidade criado pela inflamação, além da frequente diminuição da mobilidade dos pacientes, faz com que se criem coágulos no organismo e estes, ganhando a circulação venosa, cheguem à circulação pulmonar causando uma obstrução das artérias pulmonares, responsável por levar o sangue para as trocas gasosas no pulmão[2,4].

Alterações cardíacas

Os problemas cardíacos mais observados na Covid-19 têm relação com doenças que o paciente já possuía antes da infecção. Portadores de insuficiência cardíaca congestiva apresentam descompensação. Portadores de fibrilação atrial, uma arritmia extremamente comum, principalmente em idosos, apresentam descontrole do ritmo cardíaco ou aumento da frequência cardíaca[2,4].

Infartos agudos do miocárdio (IAM) podem ocorrer por dois mecanismos distintos. No primeiro, a inflamação da Covid-19 aumenta o risco de rupturas de placa de ateroma já presentes no coração. No segundo, em pacientes que já apresentavam lesões de coronárias que causavam uma diminuição significativa do calibre do vaso, a diminuição da oxigenação do sangue e a demanda aumentada ao coração causados pela doença podem causar sofrimento da musculatura cardíaca[2,4].

O excesso de citocinas inflamatórias produzido nos casos mais graves pode causar um quadro chamado Síndrome da Resposta Inflamatória Sistêmica (SIRS), que provoca um estado de má circulação do sangue nos tecidos denominado choque, e, em alguns casos, o choque pode ter um componente de perda de função do coração (choque cardiogênico)[2,4].

Essa perda de função cardíaca também pode ter relação não com a inflamação, mas com os níveis elevados de adrenalina no organismo, causando um quadro conhecido com miocardiopatia adrenérgica ou Takotsubo[2,4].

Além da inflamação, existe um fenômeno que pode acontecer enquanto o organismo organiza a resposta imunológica ao vírus, em que os anticorpos criados acabam ligando-se a células cardíacas, em moléculas com morfologia semelhante às partes do vírus que são atacadas, causando um quadro de miocardite. Esse quadro pode, inclusive, acontecer em pacientes que não possuem outros critérios de gravidade[2,4].

Além dessas disfunções, que chamamos disfunções de ventrículo esquerdo, há também as disfunções de ventrículo direito, consequência principalmente do tromboembolismo pulmonar já mencionado[2,4].

Alterações neurológicas

A infecção pelo SARS-CoV-2 inicia-se na mucosa nasal, frequentemente causando perda de olfato (anosmia) e, quando afeta as papilas gustativas, causa perda de gosto (ageusia). Além do acometimento das mucosas, observa-se invasão do sistema nervoso por meio dos neurônios que enervam essas regiões. Sabe-se que há a presença do SARS-CoV-2 no sistema nervoso central ao longo da doença, mas a forma mais importante de invasão e o real significado disso ainda é assunto de discussão[6,7].

O *delirium* ou encefalopatia é frequente, sobretudo em quadros mais graves. Há uma combinação de oxigenação diminuída, tempestade de citocinas, disfunção cardíaca com menos aporte de sangue para o cérebro, e disfunção renal e hepática, causando acúmulo de substâncias prejudiciais ao funcionamento cerebral. Apesar de não serem determinantes de lesão neuronal propriamente, afetam em grande medida o funcionamento do tecido nervoso, mormente células da neuroglia que dão suporte ao funcionamento neuronal e causam alterações de atenção, redução nível de consciência, agitação, desorientação e alterações de pensamento[4,6,7].

Alguns fenômenos são relacionados à necessidade de Terapia Intensiva e são potencializados uso frequentemente inevitável de bloqueadores neuromusculares. A neuromiopatia do paciente crítico causa uma perda global de força, e a Síndrome Pós-terapia Intensiva com disfunção física, sintomas psiquiátricos como ansiedade, depressão e uma síndrome semelhante ao Transtorno de Estresse Pós--traumático e alterações cognitivas[4].

A incidência de acidentes vasculares cerebrais (AVC) é consequência das lesões que o vírus causa nos vasos sanguíneos e do aumento de mediadores inflamatórios. São observados AVCs aterotrombóticos em pacientes que previamente tinham fatores de risco para doença cardiovascular, AVCs tromboembólicos em pacientes que descompensaram sua fibrilação atrial e AVCs de mecanismo desconhecido em pessoas mais jovens e sem fatores de risco, denominados AVCs criptogênicos[4].

Há também quadros parainfecciosos imunomediados como a síndrome de Guillain-Barré e a encefalomielite aguda desmielinizante, e consequentes a outros mecanismos como a síndrome de encefalopatia posterior reversível[4,7].

Como mencionado, existem correlações ainda sendo estudadas, principalmente no referente à Covid a longo prazo, tanto em consequência da fisiopatologia da infecção, como encefalomielite miálgica e síndromes demenciais[7]. Há também as consequências da própria vivência da pandemia, que trouxe incertezas na vida, medo da morte, lutos que não puderam ser vividos adequadamente, isolamento social, pobreza e desigualdade. Observa-se uma incidência aumentada de transtornos mentais em portadores de Covid-19[8]. Estes serão assuntos analisados em mais detalhe nos capítulos subsequentes.

Alterações nos demais sistemas

A invasão de células do trato intestinal pode trazer quadros diarreicos de contexto e gravidade diversos. Os quadros de choque e a necessidade de diversos medicamentos podem causar lesão hepática[2,4].

A inflamação e o uso de corticoides podem causar descompensação dos níveis glicêmicos e aparecimento de diabetes melito (DM) em pacientes que já apresentavam predisposição[2,4].

A lesão renal aguda ocorre em quadros graves em consequência da invasão direta do vírus, resposta inflamatória e choque[2,4].

Alterações hematológicas como plaquetopenia, alterações da coagulação do sangue, trombose venosa e, em casos mais graves, coagulação intravascular disseminada também podem ocorrer[2,4].

Existem ainda alterações em outros sistemas, como o dermatológico e oftalmológico, que reforçam o quão extensa e diversificada é a clínica desses pacientes[4].

Conclusão

O quadro clínico da Covid-19 abrange diversos órgãos e sistemas, e a abordagem do paciente requer diversas áreas de expertise, tornando a abordagem multidisciplinar particularmente essencial.

Diante da magnitude que essa pandemia atingiu, mesmo os fenômenos mais raros tornam-se relevantes de se conhecer. É importante valorizar as queixas dos pacientes mesmo em casos mais leves, pois estas podem revelar alguma faceta da infecção que requer cuidado, e a desatenção pode trazer prejuízo.

Essa necessidade de atenção aos pacientes torna-se ainda mais importante quando nos referimos aos sintomas tardios da doença, tendo em vista que a passagem do tempo pode prejudicar o estabelecimento de uma relação de causa, e que o conhecimento nessa área ainda está em construção.

Muito se avançou nos conhecimentos sobre a Covid-19, e esse progresso se reflete nos melhores resultados que temos hoje quando tratamos os pacientes. Porém, somente a vacinação ampla e irrestrita, que contemple nações desenvolvidas e em desenvolvimento, tornará possível superar esse flagelo.

Referências

Brasil. Ministério da Saúde. Diretrizes para diagnóstico e tratamento da Covid-19. Brasília, DF: MS; 2020. Disponível em: https://saude.rs.gov.br/upload/arquivos/202004/14140600-2-ms-diretrizes-covid-v2-9-4.pdf. Acessado em: 17 nov. 2023.

National Institutes of Health (NIH). Coronavirus Disease 2019 (COVID-19) Treatment Guidelines. Disponível em: http://www.covid19treatmentguidelines.nih.gov. Acessado em: 17 nov. 2023.

Wu Z, McGoogan JM. Characteristics of and Important Lessons from the Coronavirus Disease 2019 (COVID-19) Outbreak in China: Summary of a Report of 72 314 Cases from the Chinese Center for Disease Control and Prevention. JAMA. 2020;323(13):1239-42.

Correia VM, Oliveira LLH, Oliveira VZ, Padrão EMH, Pereira TV, Brandão Neto RA et al. Manual de Condutas na Covid-19. 2. ed. Barueri, SP: Manole; 2021.

COVID-19 rapid guideline: managing the long-term effects of COVID-19. London: National Institute for Health and Care Excellence (NICE); 2020.

Gonçalves de Andrade E, Šimončičová E, Carrier M, Vecchiarelli HA, Robert MÈ, Tremblay MÈ. Microglia Fighting for Neurological and Mental Health: On the Central Nervous System Frontline of COVID-19 Pandemic. Front Cell Neurosci. 2021;15:647378.

Troyer EA, Kohn JN, Hong S. Are we facing a crashing wave of neuropsychiatric sequelae of COVID-19? Neuropsychiatric symptoms and potential immunologic mechanisms. Brain Behav Immun. 2020;87:34-9.

Taquet M, Geddes JR, Husain M, Luciano S, Harrison PJ. 6-month neurological and psychiatric outcomes in 236379 survivors of COVID-19: a retrospective cohort study using electronic health records. Lancet Psychiatry. 2021;8(5):416-27.

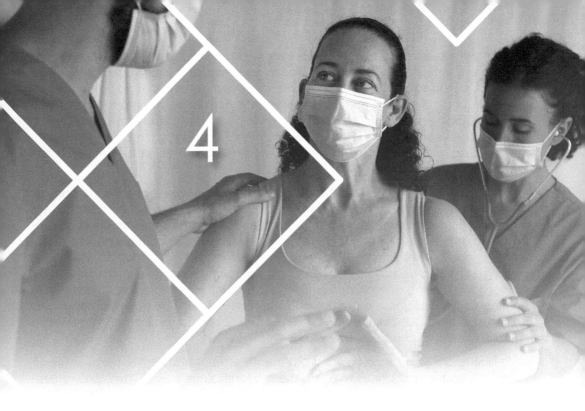

Aspectos Clínicos Sequelares Pós-infecção da Covid-19

Aline Lancellotti

A Covid-19 é uma doença infecciosa com acometimento multissistêmico, em que o quadro clínico de amplo espectro de manifestações é resultado da interação entre o vírus e o organismo do hospedeiro humano[6]. A apresentação clínica aguda pode variar entre assintomática até crítica, podendo levar a óbito. Para os sobreviventes, a alta hospitalar pode não ser o fim dos problemas causados pela Covid-19[5].

No mundo todo, há relatos crescentes de sintomas persistentes ou complicações decorrentes da Covid-19 que podem se apresentar até meses após o quadro agudo[9]. A nomenclatura ainda não está definida, mas podemos nos referir às condições pós-infecção aguda pelo vírus SARS-CoV-2 da seguinte forma em relação ao tempo: de 4 a 12 semanas como Covid sintomática em andamento ou pós-aguda; e a partir de 12 semanas ,como síndrome pós-Covid ou Covid crônica (há também o termo "Covid longa", criado por pacientes). Os dados mostram que, para a maioria das pessoas afetadas, os sintomas desaparecem em até 12 semanas, persistindo além disso para uma pequena parcela dos pacientes[8]. Parece haver uma correlação entre a gravidade do quadro agudo e o tempo para a remissão dos sintomas, com os quadros graves com necessidade de admissão em UTI e suporte ventilatório, podendo levar meses até a resolução completa. Porém, mesmo casos leves durante a fase aguda podem apresentar sintomas que persistem por semanas ou meses[9].

Essas condições são heterogêneas, com padrão de apresentação variado: alguns sintomas surgem durante a fase aguda e persistem após sua resolução; em outros casos, sintomas novos iniciam após uma fase aguda assintomática ou reaparecem depois de um período de remissão; ou um quadro com alterações persistentes às quais se somam novas alterações também é encontrado[2]. As alterações podem ser atribuídas a diferentes fisiopatologias, como: invasão direta do vírus causando dano celular, complicações pela resposta inflamatória persistente, estados de hipercoagulabilidade, entre outros. Em alguns casos, pode haver sobreposição com a síndrome pós-cuidados intensivos e a frequência dessas condições varia muito na literatura disponível (de 5% a 80%)[9].

Sequelas a longo prazo foram similarmente encontradas em sobreviventes de surtos provocados por coronavírus, da mesma família que o Sars-Cov-2, previamente: na Síndrome Respiratória Aguda Grave (SARS), em 2003, e Síndrome Respiratória do Oriente Médio (MERS), em 2013-2014, e em alguns casos não houve retorno a um *status* funcional pré-infecção mesmo após 5 anos[1]. Segundo Nalbadian *et al.*, em 2021, os principais sintomas relatados são: fadiga, dispneia, dor ou aperto no peito, alterações cognitivas e psicológicas e piora na qualidade de vida. É importante lembrar que os dados ainda são preliminares e as orientações disponíveis na literatura são baseadas em opiniões de especialistas e atualizadas frequentemente.

Avaliação geral

Na avaliação de um sobrevivente da Covid-19, assim como em qualquer caso, a visão holística do paciente deve nortear a conduta. O seguimento de pacientes após alta hospitalar idealmente incluiria avaliações física, cognitiva e psicológica seriadas, dando prioridade aos casos de maior gravidade com permanência prolongada em UTI, tendo em vista que 9% a 30% dos pacientes hospitalizados por Covid-19 são readmitidos em até 6 meses da alta, e os principais diagnósticos na reinternação são: sepse, pneumonia, insuficiência cardíaca, tromboembolismo, arritmias cardíacas, infarto do miocárdio e nova infecção pelo SARS-CoV-2[8].

Deve ser avaliada a linha do tempo: como foi a evolução da doença desde o início dos sintomas, confirmação diagnóstica, internação hospitalar, admissão em UTI, complicações, intervenções/tratamentos, alta hospitalar, prescrição do pós-alta, capacidade funcional atual; e comparar esses dados com o histórico pré-infecção. Os casos assintomáticos ou de apresentação moderada podem se beneficiar de uma avaliação clínica geral no caso de sintomas persistentes ou surgimento de novos sintomas. Devemos lembrar que a maioria dos sintomas tem resolução em até 12 semanas e que, mesmo em casos de sintomas crônicos, exames laboratoriais ou de imagem podem não apresentar alterações ou não serem elucidativos já que até o momento não existem exames que possam diferenciar alterações causadas pela Covid-19 de outras etiologias. A fadiga é o sintoma sistêmico referido pela maioria dos pacientes até 6 meses após a fase aguda (Quadro 4.1).

A necessidade de exames complementares ou encaminhamento a especialistas deve ser avaliada caso a caso, sempre mantendo atenção a sinais de possíveis complicações graves (como eventos tromboembólicos, insuficiência renal, pericardite) que requerem intervenção imediata. É importante avaliar o impacto dos sintomas na funcionalidade do paciente e, sempre que indicado, iniciar manejo clínico e reabilitação precocemente.

Quadro 4.1 – Sintomas persistentes pós-Covid-19.

Sintomas persistentes	% de pacientes afetados	Tempo aproximado de resolução dos sintomas
Sintomas físicos comuns		
Fadiga	15-87	≥ 3 meses
Dispneia	10-71	≥ 2-3 meses
Desconforto torácico	12-44	2-3 meses
Tosse	17-34	≥ 2-3 meses
Anosmia	10-13	1 mês
Sintomas físicos menos comuns		
Dor articular, cefaleia, síndrome de Sicca, disgeusia, diminuição do apetite, tontura, vertigem, mialgia, insônia, alopecia, sudorese, diarreia	> 10	Desconhecido (de semanas a meses)
Sintomas psicológicos e cognitivos		
Transtorno de estresse pós-traumático	7-24	De 6 semanas a ≥ 3 meses
Alteração na memória	18-21	De meses a semanas
Diminuição na concentração	16	De meses a semanas
Ansiedade/depressão	22-23	De meses a semanas
Redução na qualidade de vida	> 50	Desconhecido (de semanas a meses)

Fonte: Desenvolvida pela autoria.

Sequelas respiratórias

Há um grande espectro de manifestações respiratórias sequelares pós- Covid-19, desde sintomas de dispneia com ou sem necessidade de uso crônico de oxigênio suplementar, até dificuldade em desmame de ventilação mecânica e fibrose pulmonar[7].

A dispneia é o sintoma respiratório persistente mais comum nos sobreviventes da Covid-19, assim como em outras doenças que desencadeiam a Síndrome da Angústia Respiratória Aguda (SARA). Foram encontradas também alterações em exames de imagem como opacidade em vidro fosco e bronquiectasias. Dados preliminares sugerem que pacientes com quadro agudo severo (especialmente os que necessitaram de cânula nasal de alto fluxo, ventilação mecânica não-invasiva ou invasiva) apresentam risco mais elevado de complicações. A invasão de células alveolares pelo vírus SARS-CoV-2 e o dano provocado pela resposta imune, como a inflamação perivascular, contribuem para a lesão da membrana dos alvéolos e acúmulo de exsudato inflamatório, prejudicando a hematose (troca gasosa) e predispondo a outras complicações, como pneumonia bacteriana. A severidade do dano endotelial e da trombose disseminada com microangiopatia parece ser mais prevalente na Covid-19 que em outras doenças. Os casos moderados e graves devem ser acompanhados com reavaliações frequentes, exames de imagem, provas de função pulmonar e testes para avaliar capacidade cardiorrespiratória feitas preferencialmente por especialistas. O tratamento deve ser individualizado e pode requerer cirurgias, medicações, terapias de reabilitação ou oxigênio suplementar em ambiente hospitalar ou ambulatorial.

Sequelas hematológicas

Após o quadro agudo, eventos tromboembólicos parecem acometer menos de 5% dos pacientes, incluindo tromboembolismo pulmonar e acidente vascular encefálico isquêmico. Os casos de sangramento ocorreram em menos de 5% dos pacientes e, em sua maioria, associados a quedas. Há relatos de plaquetopenia, plaquetose e anemia que devem ser investigados para excluir outras causas.

A coagulopatia associada à Covid-19 parece estar ligada a um estado hiper-inflamatório e de hipercoagulabilidade, e o risco de eventos após a fase aguda provavelmente depende do tempo de duração desse estado. A tromboprofilaxia primária em pacientes ambulatoriais ou após alta hospitalar pode ser indicada após estratificação de risco individualizada, assim como orientação para deambulação e atividade física quando possível. O papel de antiagregantes plaquetários ainda não está indefinido[7]. Exames como hemograma, coagulograma, dímero-D, fibrinogênio e exames como ultrassom com Doppler podem ajudar nessa investigação.

Sequelas cardíacas

O sintoma cardíaco persistente mais prevalente é a dor ou desconforto torácico, referido por cerca de 20% dos sobreviventes até 60 dias após a alta, seguido de palpitações. Estudos de ressonância magnética cardíaca sugerem que a inflamação miocárdica pode estar presente em até 60% dos casos, mesmo em pacientes assintomáticos[7].

Os mecanismos que perpetuam as sequelas na Covid-19 pós-aguda incluem invasão viral direta, regulação negativa da expressão da enzima conversora da angiotensina II (que provoca acúmulo de angiotensina II no organismo com efeito vasoconstritor), inflamação e resposta imune, afetando a integridade estrutural do miocárdio, pericárdio e sistema de condução. Os sobreviventes podem ter um aumento persistente de demanda cardiometabólica, que pode estar associada a uma redução da reserva cardíaca, uso de corticosteroides e desregulação do sistema renina-angiotensina-aldosterona. Fibrose miocárdica resultante da cardiomiopatia da infecção viral pode levar a arritmias. Níveis elevados de adrenalina podem perpetuar arritmias por alterar o tempo de condução do estímulo elétrico no músculo cardíaco ao afetar suas células. Esse estado adrenérgico também pode levar a disfunções autonômicas (o sistema nervoso autônomo regula funções que não controlamos conscientemente, como pressão arterial, frequência cardíaca) como a síndrome postural ortostática taquicardizante, que tem sintomas como fadiga, tontura ao ficar em pé ou sentado por muito tempo, náuseas, suor excessivo, dor de cabeça, palidez, palpitações, com sintomas variando de pessoa a pessoa.

É recomendado manter avaliações seriadas com eletrocardiograma e ecocardiograma dos pacientes que tiveram complicações graves durante a fase aguda e dos pacientes com sintomas persistentes, além de manter acompanhamento de comorbidades regularmente. O uso de medicações como inibidores de enzima conversora da angiotensina II (como captopril) e bloqueadores de receptor tipo 1 de angiotensina II (como losartana) devem ser mantidos conforme prescrição. Demais exames e avaliações são sugeridas na Quadro 4.2.

Quadro 4.2 – Exames complementares para avaliação da progressão ou recuperação pós-Covid-19.

Síndrome Pós-Covid-19				
		Sintomas/sinais		Exames para acompanhar a progressão ou recuperação
Geral	→	▶ Fadiga ▶ Declínio na qualidade de vida ▶ Fraqueza muscular ▶ Dor nas articulações	→	Avaliação clínica
Pulmonar	→	▶ Dispneia ▶ Tosse ▶ Necessidade persistente de oxigênio	→	Oxímetro de pulso; provas de funções pulmonar (a diminuição da capacidade de difusão está diretamente relacionada com a gravidade do quadro agudo); tomografia de tórax; angiotomografia de tórax (na suspeita de TEP); Spect/CT
Sistema nervoso central	→	▶ Ansiedade e depressão ▶ Distúrbios do sono ▶ Transtorno de estresse pós-traumático ▶ Perturbações cognitivas (névoa do cérebro) ▶ Dores de cabeça	→	Avaliação clínica

(Continua)

Quadro 4.2 – Exames complementares para avaliação da progressão ou recuperação pós-Covid-19. (*Continuação*)

Síndrome Pós-Covid-19				
		Sintomas/sinais		Exames para acompanhar a progressão ou recuperação
Cardíaco	→	▶ Palpitações ▶ Dor no peito	→	Biomarcadores (aumento da troponina e do BNP); ECG com 12 derivações (alterações do segmento ST e onda T); holter de 24h; teste de caminhada de 6 minutos (menos que o normal em um quarto dos pacientes, seis meses após o início dos sintomas); teste ergométrico; teste cardiopulmonar com exercício; ecocardiograma, se necessário (disfunção diastólica de 40%, hipertensão pulmonar, disfunção biventricular, derrame pericárdico); ressonância magnética do coração
Vascular	→	▶ Tromboembolismo	→	A suspeita de tromboembolismo venoso deve ser levantada de acordo com critérios clínicos ou em situações como manutenção de altos níveis de dímeros-D, hipoxemia refratária de ventrículo direito ao ecocardiograma
Renal	→	▶ Doença renal crônica	→	Ureia, creatinina, taxa de filtração glomerular (eGFR)
Capilar	→	▶ Perda de cabelo	→	Avaliação com dermatologista

Fonte: Adaptado de Nabadian (2021:601-15).

Sequelas neurológicas e neurocognitivas

Síndrome da fadiga crônica, mialgia difusa, sintomas depressivos, alterações de sono, cefaleia, alterações de olfato e paladar e alterações cognitivas como dificuldade de concentração, déficit de memória e em funções executivas foram relatados por sobreviventes. Os mecanismos que contribuem para as sequelas neurológicas se sobrepõem: infecção viral direta, inflamação sistêmica severa, neuroinflamação, trombose microvascular e neurodegeneração. Além disso, temos ainda alterações causadas por acidentes vasculares encefálicos, síndrome pós-terapia intensiva e quadros imunomediados. A avaliação clínica deve guiar a necessidade de exames complementares e encaminhamentos, e a avaliação neuropsicológica tem importância fundamental na triagem e manejo destes casos.

Sequelas renais

Insuficiência renal aguda com necessidade de diálise (terapia renal substitutiva) durante a fase aguda da doença afeta particularmente os pacientes com quadros mais graves. Essas lesões renais são provocadas pela invasão direta do vírus, resposta inflamatória e choque, mas trombos na microcirculação renal também podem contribuir. Na maioria dos casos, os pacientes recebem alta sem necessidade de diálise, porém, até metade desses pacientes pode manter alterações da função renal. O seguimento dos casos graves deve ser feito por um especialista sempre que possível. Em todos os casos, devemos pesquisar hipertensão, anemia, alterações eletrolíticas e marcadores de função renal. Alguns casos necessitam de reposição de eletrólitos por meses.

Sequelas endócrinas

Pacientes com diagnóstico prévio de diabetes podem apresentar piora do quadro, necessitando iniciar uso de insulina ou aumentar a dose; e há casos de diagnósticos após a Covid-19. Há relatos de alterações tireoidianas semanas após resolução do quadro agudo da Covid-19.

Sequelas gastrointestinais e hepáticas

Anorexia, náuseas e diarreia podem ser causadas pela invasão direta do vírus às células do trato gastrointestinal, ou após uso de antibióticos. O SARS-CoV-2 também pode alterar a microbiota entérica, facilitando infecções oportunistas. Há relatos de piora persistente por semanas a meses de condições como síndrome do intestino irritável (SII). Podemos encontrar elevação moderada de marcadores de lesão hepática após quadros agudos graves, que só podem ser atribuídos à Covid-19 após investigação diagnóstica para excluir outras causas. Esses marcadores podem levar meses para voltar aos padrões basais.

Sequelas dermatológicas

A queixa mais referida é a alopecia (perda de cabelos), que acomete cerca de 20% dos pacientes. Pode ser uma reação normal ao estresse ou pode estar associada à desnutrição.

Sequelas infecciosas

Causadas por agentes oportunistas, também podem surgir como a mucormicose, aspergilose pulmonar, hiperinfecção por *Strongyloide*.

Conclusão

Os efeitos a longo prazo da Covid-19 como doença que afeta o indivíduo, e como pandemia que afeta toda a sociedade, ainda estão se definindo, mas já podemos inferir a necessidade de pesquisas para identificar possíveis marcadores de risco para desenvolver sintomas prolongados[3]; de reforçar e capacitar as equipes de atenção primária para triar e manejar casos leves e de estabelecer e expandir equipes multiprofissionais capazes de prover cuidado integrado[4]. Os centros especializados de reabilitação já existentes têm recebido essa nova demanda e temos visto bons resultados com importante ganho de capacidade funcional, porém, o foco deve ser a prevenção e, nesse sentido, a única solução é a vacinação.

Referências

1. Ahmed H, Patel K, Greenwood DC, Halpin S, Lewthwaite P, Salawu A et al. Long-term clinical outcomes in survivors of severe acute respiratory syndrome and Middle East respiratory syndrome coronavirus outbreaks after hospitalisation or ICU admission: A systematic review and meta-analysis. J Rehabil Med. 2020 31;52(5):jrm00063.

2. Centers for Disease Control and Prevention (CDC). Post-COVID Conditions: Interim Guidance. Disponível em: https://www.cdc.gov/coronavirus/2019-ncov/hcp/clinical-care/post-covid-index.html. Acessado em: 14 nov. 2023.

3. Cervia C, Zurbuchen Y, Taeschler P, Ballouz T, Menges D, Hasler S et al. Immunoglobulin signature predicts risk of post-acute Covid-19 syndrome. *Nat Commun.* 2022;13:446.

4. Fundação Oswaldo Cruz (FIOCRUZ). CoronaFatos – Episódio 63: Covid Longa. Disponível em: https://portal.fiocruz.br/noticia/coronafatos-episodio-63-covid-longa. Acessado em: 27 ago. 2021.

5. Gupta A, Madhavan MV, Sehgal K, Nair N, Mahajan S, Sehrawat TS et al. Extrapulmonary manifestations of Covid-19. Nat Med. 2020;26:1017-32.

6. Ministério da Saúde. Diretrizes para diagnóstico e tratamento da Covid-19. 2020

7. Nalbandian A, Sehgal K, Gupta A, Madhavan M, McGroder C, Stevens JS et al. Post-acute Covid-19 syndrome. Nat Med. 2021;27:601-15.

8. National Institute for Health and Care Excellence (NICE). Covid-19 rapid guideline: managing the long-term effects of Covid-19. Disponível em: www.nice.org.uk/guidance/ng188. Acessado em: 17 nov. 2023.

9. National Institutes of Health (NIH). Covid-19 Treatment Guidelines Panel. Coronavirus Disease 2019 (Covid-19) Treatment Guidelines. Disponível em: https://www.covid19treatmentguidelines.nih.gov/. Acessado em: 17 nov. 2023.

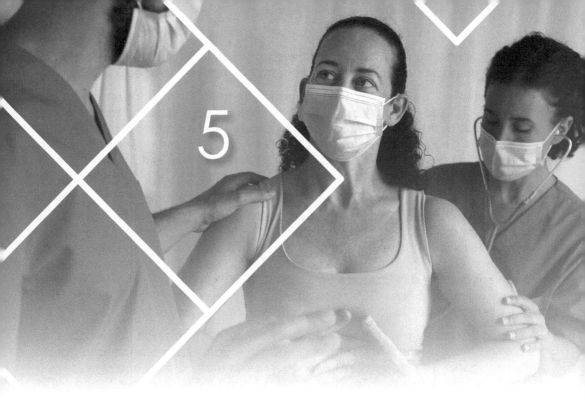

5

O Sono na Clínica do Depois

Alfredo Simonetti

Quando a tempestade passa, muita coisa ainda acontece nas águas abaixo da superfície. No caso da Covid-19, após a resolução da infecção aguda, muitos pacientes apresentam sintomas residuais por um longo período. Informações coletadas do banco de dados eletrônico sobre saúde do Departamento de Assuntos dos Veteranos dos Estados Unidos sobre 73 mil pacientes que tiveram Covid-19 revelam que essas pessoas, no longo prazo, estão em maior risco de morte, de uso de recursos de saúde e exibem uma série de manifestações clínicas incidentes pulmonares e extrapulmonares e também tenderiam a fazer mais uso de determinadas medicações, como as que combatem a dor (sejam opiodes ou não), antidepressivos, ansiolíticos, anti-hipertensivos, anti-hiperlipidêmicos, hipoglicêmicos orais, insulinas, entre outros. Dentre as múltiplas alterações que compõem essa síndrome, chamada, em inglês, de *Long COVID* ou *Late*

COVID (Covid longa ou Covid tardia), e que tem afetado a qualidade de vida de milhares de pacientes, vamos destacar neste capítulo as alterações do sono.

A insônia, o transtorno de sono mais frequentemente associado à síndrome pós--Covid, é definida como uma queixa de dificuldade para iniciar ou manter o sono ou pela sensação de não ter um sono reparador. Na prática, podemos dizer que insônia é a dificuldade para dormir acompanhada de consequências no dia seguinte. Vale ressaltar que a insônia é uma queixa subjetiva, portanto, se a pessoa dorme, segundo relato dos familiares, mas ela "sente" que não dorme, então ela sofre de insônia[1].

Um estudo com 1.700 pacientes, realizado no Hospital de Wuhan, na China, e publicado na revista *The Lancet*[2], mostrou que 76% dos pacientes que necessitaram de hospitalização relataram pelo menos um sintoma seis meses depois da alta hospitalar. Os sintomas mais comuns foram fadiga ou fraqueza muscular e dificuldade em dormir – a dificuldade de dormir esteve mais presente entre as mulheres do que entre os homens. Outro dado interessante desse estudo é a informação de que os sintomas da Covid longa desaparecem em torno de um ano.

Por outro lado, uma revisão sistemática e uma metanálise da Universidade de Yale sobre os sintomas da Covid longa não coloca os distúrbios do sono nos primeiros lugares. Segundo esse estudo, os sintomas mais comuns apresentados por pacientes infectados por Covid-19 incluem fadiga (58%), dor de cabeça (44%), distúrbio de atenção (27%), queda de cabelo (25%) e falta de ar (24%).

Dificuldade para dormir é um dos sintomas inespecíficos da síndrome pós-Covid, ou seja, as pessoas que passaram pela Covid-19, seja em sua forma grave ou na forma mais leve e até assintomática, apresentam dificuldades para dormir nos meses subsequentes à infecção, mas essa dificuldade não pode ser atribuída diretamente à infecção pelo SARS-CoV-2, pois também aparece, nas mesmas taxas e com as mesmas características clínicas, em várias outras doenças e também em situações não patológicas. Um terço da população adulta apresenta problemas relacionados ao sono, e segundo a Organização Mundial da Saúde (OMS), 30% dos pacientes atendidos na atenção primária têm problemas de sono. Um estudo sobre sintomas psiquiátricos da Covid longa listou os principais transtornos mentais presentes na síndrome: transtorno de estresse pós-traumático (24%), ansiedade (22%), depressão (22%) e insônia (34%). Note que a taxa de insônia é praticamente a mesma daquela encontrada na atenção primária, confirmando a não-especificidade do problema.

Segundo relatos da equipe de Psicologia do Ambulatório de Pós-UTI do Hospital Universitário do Oeste do Paraná[3], que acompanha há 8 anos os pacientes que tiveram alta da UTI, realizando avaliações seriadas aos 3 meses, 6 meses e 12 meses, a dificuldade de dormir não é uma queixa espontânea dos pacientes pós-Covid, e que quando investigada ativamente, o problema apresenta as mesmas caracterís-

---

1   A insônia é um dos poucos conceitos da psiquiatria atual que reconhece o fator subjetivo como preponderante.

2   Publicado no periódico *The Lancet*, em 26 de agosto de 2021.

3   Comunicação oral ao autor.

ticas clínicas dos pacientes internados na UTI por outras doenças que não a Covid, o que sugere que problemas de sono podem ser um sintoma da pós-UTI em geral e não da pós-Covid em particular. Esses dados da inespecificidade dos problemas podem ajudar no planejamento da terapêutica que discutiremos mais adiante.

Até o momento, não existem evidências de que a Covid-19 cause alterações cerebrais que sejam responsáveis pela insônia. Já sabemos que o vírus causa um processo inflamatório que atinge também o cérebro. Algumas pessoas que entram em contato com o SARS-CoV-2 acabam desenvolvendo uma reação inflamatória exagerada, na tentativa de conter o vírus. Essa reação é chamada "tempestade de citocinas". Ocitocinas são moléculas liberadas pelos macrófagos e células dendríticas, da linha de frente de combate do sistema imunológico, para recrutarem outras células imunológicas. Esses eventos imunológicos causam alterações nas células e nos vasos cerebrais, levando à inflamação dos neurônios, entretanto, essas alterações não estão diretamente ligadas aos centros cerebrais envolvidos no controle do sono. É importante destacar que geralmente os desfechos em saúde mental são multicausais à exposição à Covid-19 e não deve ser considerada isoladamente como o único agente etiológico para problema de sono. Greenhalgh *et al.* afirma que a síndrome pós-Covid é frequentemente associada ao rebaixamento do humor, desesperança, ansiedade elevada e insônia, introduzindo a questão a dimensão psicológica.

O sono, além de importante é delicado. "Perdemos" o sono por quase tudo: não conseguimos dormir quando estamos preocupados, e também o fazemos quando estamos muito felizes e não conseguimos desacelerar. A Covid-19, em sua fase aguda ou crônica, caracteriza-se, psicologicamente, pelo medo e pela preocupação, e assustados e preocupados ninguém dorme bem. Além dos riscos sanitários e dos impactos psíquicos, a pandemia impôs perdas econômicas e sociais que alcançam todos os segmentos populacionais, em especial aqueles em maior situação de vulnerabilidade social. A evolução ou não da experiência de sofrimento agudo para um possível transtorno mental depende de múltiplos fatores, como características intrínsecas do indivíduo e de condições externas.

Tratamento

Antes de falarmos sobre o tratamento propriamente dito, vale a pena gastarmos um tempo procurando compreender bem a insônia, saber se o paciente tem dificuldade para iniciar ou manter o sono, ou ambos, ou se, ainda, o problema é acordar cedo demais. A insônia inicial, ou seja, a dificuldade de "pegar no sono", aponta para ansiedade, já o despertar precoce faz pensar em quadros depressivos. O número de vezes que o paciente acorda durante a noite, e o motivo, também é uma informação bastante útil. Pacientes que acordam muitas vezes para ir ao banheiro podem se beneficiar da orientação para diminuir a ingesta de líquidos após o jantar. Pacientes hipertensos que usam diuréticos podem ser orientados a tomar ou remédio pela manhã e não no período noturno. Identificar os prejuízos que insônia traz para a vida do paciente aumenta a motivação para as mudanças de hábitos necessárias ao tratamento de qualquer insônia. O surgimento gradual da insônia sugere etiologia comportamental; já um início abrupto pede uma investigação sobre problemas médicos, circadianos e psiquiátricos que possam estar presentes no início dos sintomas.

Não existem bons tratamentos farmacológicos para insônia. Remédio para dormir não pode ser o plano A; no máximo, cabe como um plano C ou D. O tratamento de escolha e quem traz melhores resultados é a chamada "higiene do sono", ou seja, a mudança de comportamentos relacionados ao sono, o controle de estímulos, relaxamento, meditação, dentre outras, conforme apresentado no Quadro 5.1.

Quadro 5.1 – Orientações para higiene do sono.

Higiene do sono
▶ Mantenha seu dormitório arejado durante o dia e escuro à noite.
▶ Mantenha-o limpo, sem humidade e sem ruído excessivo.
▶ Evite álcool e bebidas cafeinadas à noite.
▶ Evite luz intensa durante à noite, pois ela pode estimular o alerta e afastar o sono.
▶ Exponha-se à luz do sol pela manhã, pois ela pode ajudar a regular seu início de sono à noite.
▶ Faça refeições leves. Não vá dormir com fome ou após ter comido muito.
▶ Evite exercícios físicos próximo à hora de dormir.
▶ Favoreça a prática adequada de exercícios físicos durante o dia.
▶ Estabeleça um horário fixo para acordar e cumpra-o mesmo que fique sonolento durante o dia.
▶ Não cochile durante o dia (exceto pessoas idosas).
▶ Evite atividades à noite que possam estimular o alerta.
▶ Banhos quentes devem ser evitados, mas banhos com temperatura morna podem ajudar.
▶ Evite alimentar-se, ler e ver TV na cama. Use-a apenas para dormir e sexo.
▶ Vá para a cama quando estiver com sono.
▶ Descubra que horas você dá o primeiro cochilo à noite e comece a ir para a cama nesse horário.
▶ Se não conseguir dormir, saia da cama e retome atividades relaxantes.
▶ Retorne para a cama apenas quando tiver sono para associar cama com sono.
▶ Não fique controlando o passar das horas no relógio; isso pode acentuar a sensação de não dormir.

Fonte: Desenvolvido pela autoria.

Embora os estudos não estabeleçam uma relação direta entre a Covid longa e os problemas de sono, convém levar em conta a qualidade de sono dos pacientes em acompanhamento após a Covid-19, pois os sintomas mais frequentes dessa síndrome – fadiga e cefaleia – podem ser manifestações secundarias da insônia. Os problemas de sono apresentam a característica de serem diagnosticados a partir de queixas não relacionadas ao sono, afinal, quem não dorme bem, não vive bem.

Referências

Botega NJ. Prática psiquiátrica no hospital geral. Porto Alegre: Artmed Editora; 2002.

Lopez-Leon S, Wegman-Ostrosky T, Perelman C, Sepulveda R, Rebolledo PA, Cuapio A, Villapol S. More than 50 Long-term effects of COVID-19: a systematic review and meta-analysis. medRxiv. 2021:2021.01.27.21250617. doi: 10.1101/2021.01.27.21250617.

Costa e Silva JA, Chase M, Sartorius N, Roth T. Special report from a symposium held by the World Health Organization and the World Federation of Sleep Research Societies: an overview of insomnias and related disorders –recognition, epidemiology, and rational management. Sleep. 1996;19(5):412-6.

Greenhalgh T, Knight M, A'Court C, Buxton M, Husain L. Management of post-acute covid-19 in primary care. BMJ. 2020 Aug 11;370:m3026.

Barbosa C, Nogueira D, Cavanellas L, Rezende M, Jogaib M, Olivar M. Orientações para o cuidado e autocuidado em saúde mental para os trabalhadores da FIOCRUZ – Diante da pandemia da doença pelos SARS-COV-2 (Covid-19). Versão 26 mar. 2020.

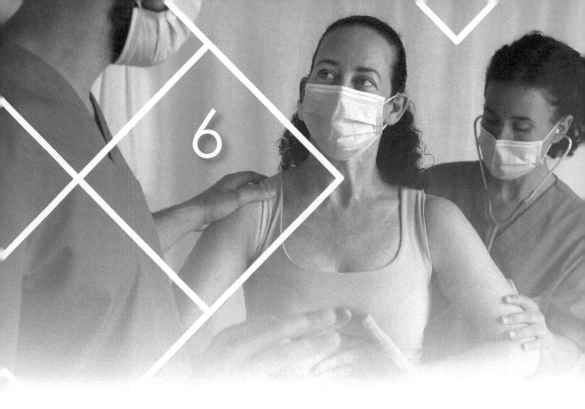

6

Síndrome de Fadiga Crônica

Leandro Heidy Yoshioka

História

A síndrome de fadiga crônica – ou encefalomielite miálgica (SFC/EM) – foi caracterizada como fadiga persistente inexplicável, que altera a funcionalidade do dia a dia. A descrição de casos e a relação com algumas epidemias foram descritas inicialmente no século XIX e XX, porém o grande interesse começou por volta dos anos 1980 com a descrição do termo encefalomielite miálgica, fazendo inicialmente comparações com neurastenia e levantada a hipótese de ser causada por vírus (Epstein-Barr) ou outros microrganismos . Tal patologia chegou a ser referida como desordem psiquiátrica. Após alguns anos, foi retirada a associação com o vírus Epstein-Barr por falta de comprovações, porém, algumas definições diagnósticas da década de 1990 ainda insistiam no critério de relação com infecções virais, histórico ou exames clínicos laboratoriais.[1]

Definição e diagnóstico

O termo "fadiga crônica" refere-se a um sintoma apenas, porém, a SFC/EM é uma doença de difícil definição e ainda não tão muito esclarecida em sua fisiopatologia Uma das características da síndrome é a falta de marcador biológico diagnóstico. Existem diversos critérios diagnósticos já criados, desde critérios do Centers for Disease Control and Prevention (CDC – 1988), de Oxford (1991), de Fukuda (1994), de consenso canadense (2003) e de consenso internacional (2011), entre outros. Cada consenso apresenta uma prevalência e possui uma sensibilidade diferente, dificultando assim termos os dados precisos de diagnóstico e prevalência nas populações estudadas, trazendo também dificuldade, pois vários pacientes que apresentaram a infecção por Covid-19 podem evoluir com tais sintomas pelas mais diversas causas, como: acometimento pulmonar, descondicionamento muscular, estresse após o trauma de internação, alterações de humor pelo ambiente de confinamento pelo *lockdown*, estresse no trabalho etc. Assim, muitos pacientes acabam se enquadrando com esses sintomas mesmo sem ter desenvolvido a chamada síndrome de fadiga crônica.

Os fatores de predisposição do diagnóstico de SFC/EM podem ser: genético (mulheres são 2 vezes mais acometidas), idade superior a 40 anos, predisposição familiar e inatividade na infância ou após doença infecciosa; personalidades como introvertidos ou neuroticismo também são fatores de risco.[2-5] O paciente pode possuir diagnóstico associado com desordens psiquiátricas, sendo o diagnóstico de depressão o mais comum (39-47%).[6,7]

Alguns eventos podem funcionar como desencadeadores da doença. Já é de conhecimento que um alto nível de estresse psicológico ou físico pode levar ao aparecimento da doença,[8] muitos pacientes relacionam com alguma infecção prévia, resfriados, gripes ou mononucleose.

Para a confirmação diagnóstica, é necessário o descarte de outras condições que possam levar ao quadro. Ainda não existe um teste laboratorial ou exame de imagem que confirme o diagnóstico. Assim, os exames laboratoriais são indicados para descartar outras patologias, como doenças reumatológicas, infecção ativa, alterações hematológicas entre outros quadros.

Exemplos de critérios diagnóstico que podem ser usados:

Critérios de acordo com CDC

- ▶ Critério maior (precisa estar presente):
  - fadiga > 6 meses.
- ▶ Critérios menores (pelo menos 4 sintomas):
  - cefaleia (não habitual);
  - dor multiarticular sem sinais flogísticos;
  - cansaço pós-esforço > 24 horas;
  - alteração de memória de curto prazo e concentração;

- odinofagia;
- linfonodos dolorosos;
- sono não reparador.

Critérios de acordo com consenso internacional para SFC/EM

▶ Critério maior (precisa estar presente):

exaustão neuroimune prolongada pós-esforço físico ou fadiga cognitiva com período de recuperação longo.

▶ Critérios menores (pelo menos 1 sintoma de cada uma das três categorias a seguir):

Categoria A:

- deficiência neurocognitiva;
- sono ou dor;
- alterações neurosensoriais como disordem motora.

Categoria B:

- sintomas gripais;
- sintomas gastrointestinais;
- genitourinários;
- suscebilidade para infecções virais.

Categoria C:

- sintomas cardiovasculares;
- respiratórios;
- intolerância aos extremos de temperatura;
- perda de estabilidade térmica.

Relação com a Covid-19

A SFC/EM já era relacionada para quadros pós-virais e surtos desde o início de sua identificação e continua ainda hoje, como aconteceu entre 2001 e 2003 com a Síndrome Respiratória Aguda Grave (SARS), em 2013 com a Síndrome Respiratória do Oriente Médio (MERS) e, atualmente, com o Covid-19. Também é relacionada após eventos estressantes físicos e psicológicos (certamente que o isolamento social é considerado um evento estressante psicológico). Nos surtos virais anteriores, foram vistas evoluções com várias alterações de humor, concentração, produtividade, fadiga e outros sintomas. Nos transtornos de humor que foram desencadeados, também foi vista uma síndrome pós-viral caracterizada com sintoma de fadiga crônica, mialgia não específica, depressão e alteração de sono, todos sintomas eram similares como os dos pacientes com síndrome de fadiga crônica e, algumas vezes, até com fibromialgia.[9] Muitos se enquadravam nos critérios de SFC/EM, fechando os critérios diagnóstico para o quadro, e ainda se mantiveram sintomáticos no acompanhamento por 4 anos.[10]

A atenção que devemos ter é que a infecção pelo novo coronavírus pode levar a quadros crônicos, a chamada Covid longa ou síndrome pós-Covid. Esses casos podem apresentar **sintomas** como fadiga crônica e cansaço pós-esforço (na maioria dos casos), e parte deles poderia apresentar outros sintomas que se relacionariam com a SFC/EM. Foi encontrada a frequência de 71,4% de pacientes com apenas o sintoma de fadiga crônica e 58,7% com critérios diagnósticos de SFC/EM.[11] Com esses dados, alguns autores defendem que isso significaria que nem todo sintoma de fadiga crônica, ou até mesmo os casos chamados de Covid longa ou síndrome pós-Covid correspondem sempre ao diagnóstico da SFC/EM.

Lembramos que diversos sintomas do pós-Covid possuem causa multifatorial, como a fraqueza muscular e a fadiga, que podem se relacionar com o excesso de bloqueadores neuromusculares (drogas usadas durante a ventilação mecânica do paciente grave), lesão de nervos periféricos causadas por posicionamento errado do paciente sedado, lesão de fibras musculares causadas pelo alto grau de marcadores inflamatórios durante a infecção do coronavírus ou até lesão direta pelo vírus, entre outros fatores. Isso pode ocorrer com os demais sintomas que encontramos na recuperação pós-infecção. Assim também ocorre com: alterações cognitivas, alterações de sono, astenia e alterações de humor. É importante lembrar que a depressão é o diagnóstico associado mais comumente encontrado nos pacientes com SFC/EM. Esta e as alterações psiquiátricas estão relacionadas com efeitos diretos da infecção viral, resposta imunológica, terapia com corticosteroide, permanência em Unidade de Terapia Intensiva (UTI), isolamento social e estigma.[12]

A SFC/EM pode ser considerada uma doença que apresenta uma sensibilização central, assim como doenças como fibromialgia e intestino irritável; são quadros em que essa sensibilização do cérebro pode aumentar a dor e outros sintomas somáticos respondendo ao estresse.

O estresse psicológico da pandemia do novo coronavírus e seu impacto nos pacientes com quadros de sensibilização central foram levantados e encontrados em 61,7% das pessoas sem as doenças citadas de sensibilização central, que se consideravam mais estressadas, contra 71,5% das pessoas que apresentavam a sensibilização.[13] Deve-se levar em conta a importância do estresse como causa de piora dos casos conhecidos dessas patologias também ao desencadeamento delas.

Teorias e explicações de alguns sintomas

- ▶ **Cansaço:** o cansaço pós-esforço antigamente era tido como descondicionamento físico ou medo irracional de atividade física.[14] Atualmente, surgiram diversas teorias e foi observador que o descondicionamento físico não era o responsável pelo sintoma. As teorias se relacionam com dificuldade de produção de ATP (adenosina trifosfato, nucleotídeo responsável pela energia química utilizada pelo corpo humano), alta taxa de lactato e aumento de acidose sanguínea e no líquor, alterações de marcadores inflamatórios e reguladores imunológicos como interleucinas (1 e 10) no tecido cerebral, diminuição de atividade cerebral,[15] entre outras. O cansaço pós-esforço apresentado é evidente mesmo em atividades toleradas anteriormente ao diagnóstico; alguns testes mostram uma queda importante de até 55% do rendimento comparando-se a atividade realizada em um dia com um segundo dia de atividades[16]. Pacientes descondicionados ou afetados por doenças crônicas não apresentam essa alteração importante.

▶ **Sono não reparador:** os pacientes podem apresentar diversos distúrbios de sono, porém, mesmo após tratados, o paciente ainda apresenta fadiga e sono não reparador. Na SFC/EM, a diminuição de variabilidade de frequência cardíaca controlada pelo sistema nervoso autonômico ou até a atividade noturna parassimpática baixa em relação à atividade simpática pode estar relacionada com o sinal de sono não reparador.[17,18]

▶ **Alterações cognitivas:** queixas como lentidão do raciocínio, queda de atenção ou redução de memória não estão relacionadas com alterações de sono ou humor. Essas alterações aparecem principalmente dependendo das demandas, múltiplas tarefas e exigência de prazos para serem cumpridos no trabalho. Tais alterações podem ser relacionadas com neuroinflamação e até redução da matéria branca cerebral.

▶ **Intolerância ao ortostatismo:** pacientes se queixam de piora de sintomas como náusea, palpitações e alterações cognitivas com o ortostatismo prolongado. Foi verificada nesses pacientes uma anormalidade de frequência cardíaca e de pressão arterial, e queda de fluxo sanguíneo, que podem causar dificuldade de ortostatismo prolongado.

Impacto

Essa síndrome consegue afetar várias esferas do paciente: saúde, sociabilidade, trabalho, cuidados pessoais, interação interpessoal, estrutura familiar, lazer, autoimagem. Pode-se tornar debilitante a ponto de o paciente não conseguir frequentar o trabalho, com as crises e as ausências constantes no trabalho para o cuidado com a saúde. Ocorre, assim, o risco de perder o emprego e, ainda, afetar sua economia e de sua família. Em alguns casos, a locomoção fica tão restrita pelo cansaço que o paciente se torna acamado, pois o mínimo esforço é fatigante.

Pensando no âmbito microeconômico, temos o impacto no paciente e em suas relações, como seus gastos e a economia da sua família; no macroeconômico, existe um impacto importante na perda de produção da economia, no gasto com custo no sistema de saúde (visitas em pronto-socorro, medicamentos, exames e consultas ambulatoriais) e no sistema previdenciário (afastamentos e benefícios), gerando números importantes para economia.

Tratamento

Existem poucas evidências para terapia cognitiva comportamental e terapia com exercícios físicos graduais;[19,20] os demais tratamentos farmacológicos não possuem grande evidência científica.

Algumas atitudes podem melhorar a vida e o cuidado do paciente diagnosticado com a síndrome. Suporte, educação e orientação são as melhores maneiras de cuidar do paciente, ajudando nas relações familiares deste e certamente provendo esclarecimento sobre sua condição. Após o diagnóstico, o paciente pode ter uma ideia da sua patologia, pois, muitas vezes, o paciente é diagnosticado erroneamente com apenas depressão ou ansiedade; intitulado como hipocondríaco; não raras vezes, não é ouvido sobre suas queixas; e não é dada a devida importância sobre sua patologia.

Importante também facilitar a vida e as atividades do paciente, adquirir adaptações, auxílio em suas atividades e manter sua independência mesmo que adaptada. O paciente deve ter orientações para conservação de energia e evitar os estímulos que o levem à fadiga.

Os tratamentos farmacológicos devem ser acrescentados para tratar alguns sintomas como: alteração de sono, dor, hipotensão postural e comorbidades associadas.

Prognóstico

As alterações da pandemia e da infecção pelo novo coronavírus ainda precisam de muitos estudos e análises para seu completo entendimento, assim como a SFC/ME também está cada vez mais em estudos e tendo sua importância reconhecida pelos diversos órgãos de saúde e economia.

Existem diversas teorias sobre a invasão e a consequência do coronavírus no corpo humano envolvendo diversos receptores e órgãos: receptores para enzima conversora de angiotensina (ACE2), sistema glinfático no cérebro, alterações do eixo hipotálamo-pituitária-adrenal, alterações de tireoide e pâncreas. Todas as alterações podem levar a uma síndrome parecida com a SFC/ME, já que não se sabe ao certo a fisiopatologia dessa síndrome e não se conhece todas as alterações pelo coronavírus.

Levando-se em conta os quadros anteriores, tanto SARS como MERS apresentaram uma queda dos quadros diagnosticados com SFC/ME ao longo do tempo. Associada a uma resolução do quadro lenta e progressiva, pode ser que ocorra o mesmo com os pacientes que sofreram com o coronavírus e desenvolveram a SFC/ME.

A grande importância será no tratamento adequado dos pacientes e suporte tanto para eles quanto para suas famílias.

Referências

1 Ho-Yen DO. Patient management of post-viral fatigue syndrome. Br J Gen Pract. 1990;40(330):37-9.

2 White PD. What causes chronic fatigue syndrome? BMJ. 2004;329(7472):928-9.

3 Viner R, Hotopf M. Childhood predictors of self-reported chronic fatigue syndrome/myalgic encephalomyelitis in adults: national birth cohort study. BMJ. 2004;329(7472):941.

4 Bierl C, Nisenbaum R, Hoaglin DC, Randall B, Jones AB, Unger ER, Reeves WC. Regional distribution of fatiguing illnesses in the United States: a pilot study. Popal Health Metr. 2004;2(1):1.

5 Reeves WC, Jones JF, Maloney E, Heim C, Hoaglin DC, Boneva RS et al. Prevalence of chronic fatigue syndrome in metropolitan, urban, and rural Georgia. Popul Health Metr. 2007;5:5.

6 Wessely S, Hotopf M, Sharpe M. Chronic fatigue and its syndromes. Oxford: Oxford University Press; 1998.

7 Wilson A, Hickie I, Hadzi-Pavlovic D, Wakefield D, Straus SE, Dale J et al. What is chronic fatigue syndrome? Heterogeneity within an international multicentre study. Aust N Z J Psychiatry. 2001;35(4):520-7.

8 Salit IE. Precipitating factors for the chronic fatigue syndrome. J Psychiatr Res. 1997;31(1):59-65.

9 Moldofsky H, Patcai J. Chronic widespread musculoskeletal pain, fatigue, depression, and disordered sleep in chronic post-SARS syndrome; a case-controlled study. BMC Neurol. 2011;11:37.

10 Lam MH, Wing YK, Yu MW, Leung CM, Ma RC, Kong AP et al. Mental morbidities and chronic fatigue in severe acute respiratory syndrome survivors: long-term follow-up. Arch Intern Med. 2009;169(22):2142-7.

11 Twomey R, DeMars J, Franklin K, Culos-Reed SN, Weatherald J, Wrightson JG. Chronic Fatigue and Postexertional Malaise in People Living with Long COVID: An Observational Study [published online ahead of print, 2022 Jan 13]. Phys Ther. 2022;pzac005.

12 Rogers JP, Chesney E, Oliver D, Pollak TA, McGuire P, Fusar-Poli P et al. Psychiatric and neuropsychiatric presentations associated with severe coronavirus infections: a systematic review and meta-analysis with comparison to the COVID-19 pandemic. Lancet Psychiatry. 2020;7(7):611-27.

13 Koppert TY, Jacobs JWG, Lumley MA, Geenen R. The impact of COVID-19 stress on pain and fatigue in people with and without a central sensitivity syndrome. J Psychosom Res. 2021;151:110655.

14 Burgess M, Chalder T. PACE manual for therapists. Cognitive behavior therapy for CFS/ME. MREC version 2.1. PACE Trial Management Group. Dec. 8, 2004. Available at: https://www.qmul.ac.uk/wolfson/media/wolfson/current-projects/3.cbt-therapistmanual.pdf. Access: Nov. 22, 2023.

15 Cook DB, Light AR, Light KC, Broderick G, Shields MR, Dougherty RJ et al. Neural consequences of post--exertion malaise in Myalgic Encephalomyelitis/Chronic Fatigue Syndrome. Brain Behav Immun. 2017;62:87-99.

16 Nelson MJ, Buckley JD, Thomson RL, Clark D, Kwiatek R, Davison K. Diagnostic sensitivity of 2-day cardiopulmonary exercise testing in Myalgic Encephalomyelitis/Chronic Fatigue Syndrome. J Transl Med. 2019;17(1):80.

17 Burton AR, Rahman K, Kadota Y, Lloyd A, Vollmer-Conna U. Reduced heart rate variability predicts poor sleep quality in a case-control study of chronic fatigue syndrome. Exp Brain Res. 2010;204(1):71-8.

18 Orjatsalo M, Alakuijala A, Partinen M. Autonomic Nervous System Functioning Related to Nocturnal Sleep in Patients with Chronic Fatigue Syndrome Compared to Tired Controls. J Clin Sleep Med. 2018;14(2):163-71.

19 White PD, Goldsmith KA, Johnson AL, Potts L, Walwyn R, DeCesare JC et al.. Comparison of adaptive pacing therapy, cognitive behaviour therapy, graded exercise therapy, and specialist medical care for chronic fatigue syndrome (PACE): a randomised trial. Lancet. 2011;377(9768):823-36.

20 Price JR, Mitchell E, Tidy E, Hunot V. Cognitive behaviour therapy for chronic fatigue syndrome in adults. Cochrane Database Syst Rev. 2008;2008(3):CD001027.

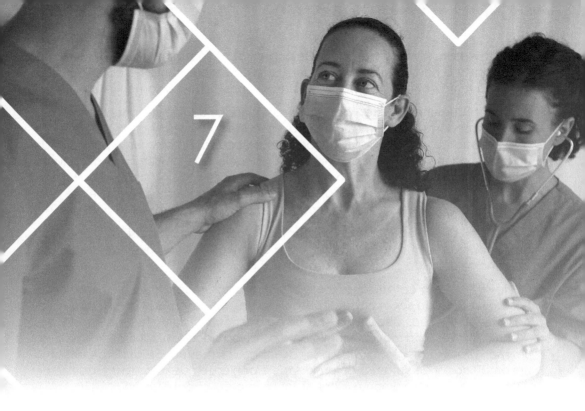

Impactos Emocionais por ser Contaminado pela Covid-19

Isabelle Fernandes Siqueira
Vinicius de Vicenzo Aguiar

A pandemia de Covid-19 no Brasil promoveu um cenário repleto de incertezas, medos e mudanças significativas na forma como convivemos em sociedade e interagimos socialmente nos mais variados contextos. Essa conjunção de incertezas e mudanças bruscas produziu um estado de estresse e vulnerabilidade emocional sem igual, que foi potencializado pelo desconhecimento sobre vírus e suas consequências.

É possível destacar algumas reações despertadas pela catástrofe provocada pela Covid-19: receio da contaminação pelo vírus, incerteza sobre a gravidade da doença, medo da morte, preocupação constante, ansiedade, estresse, insônia e solidão fizeram parte do dia a dia das pessoas mundo afora no primeiro ano pandêmico.

Entende-se como catástrofe um acontecimento que atinge toda a comunidade no qual incide um trauma, vivido de modo singular, mas presente em todos os que atravessaram essa experiência. De acordo com Verztman e Dias,[1] a pandemia de Covid-19 é considerada um momento de catástrofe, tanto no potencial traumático quanto nas transformações violentas impostas pelo isolamento social.

Com o aumento do grau de sofrimento e da incidência de doenças mentais durante pandemia, discussões em torno da saúde mental ganharam destaque na agenda pública, tornando-se uma fonte de preocupação crescente por parte de governos, agências de saúde, empresas e da sociedade civil organizada. Estudos recentes apontaram o aumento de sintomas de ansiedade na população em geral, como ansiedade generalizada, crises de pânico, depressão, estresse e até pensamentos suicidas, especialmente nas pessoas afetadas diretamente pelo vírus.[2,3]

Isso resultou em um aumento na demanda por tratamentos psicológicos e psiquiátricos, bem como na prescrição e uso de psicofármacos, além de uma maior incidência no uso do álcool e de substâncias psicoativas.[4]

Nesse contexto catastrófico, tanto social quanto emocionalmente, a infecção por Covid-19 pode ser marcada por sentimentos de desespero, angústia, desamparo, medo e culpa. Medo da evolução da doença, medo da hospitalização, das sequelas graves e da morte. O sentimento de culpa pode ser experimentado como um mal-estar atormentador, que o sujeito inflige a si mesmo. Ele pode atuar como um amplificador de sintomas de ansiedade e pânico, o que dificulta o processo de elaboração do adoecimento, das perdas e da própria reabilitação.

Em alguns casos, a primeira reação emocional ao diagnóstico de Covid-19 pode ser a negação dos sintomas, o que pode prejudicar a busca pelos serviços de saúde e o acompanhamento médico especializado.

A resistência em aceitar o diagnóstico de Covid-19 nem sempre está associada a um comportamento negacionista sobre a doença, mas pode ser a manifestação de uma defesa psicológica, que tem a função de proteger nosso psiquismo de situações que podem desencadear uma desestabilização emocional. Isto é, a negação inicial ao diagnóstico pode estar relacionada à primeira fase do processo de elaboração do adoecimento e tende a ser passageira. Entretanto, de acordo com as experiências e os recursos internos do sujeito, as defesas podem ser mais intensas e menos adaptativas, o que tende à recusa ao tratamento médico e ao agravamento dos sintomas da Covid-19.

Tendo em vista o contexto de catástrofe instaurado pela pandemia de Covid-19 e o aumento de sofrimento mental da população em geral, o trabalho do psicólogo ganhou mais visibilidade, tanto no contexto do hospital, como nos consultórios particulares. De acordo com Simonetti, o trabalho do psicólogo hospitalar visa auxiliar a pessoa adoentada e seus familiares a atravessar a experiência do adoecimento. Esse trabalho implica o estabelecimento do vínculo com pacientes e familiares, no acolhimento e suporte emocional de fantasias, medos e queixas; na escuta terapêutica com foco no manejo das defesas, na conscientização sobre o estado de saúde do paciente e sobre os tratamentos, até a elaboração emocional do processo de adoecimento.[5]

Desde o início do isolamento social como medida de contenção do vírus e proteção da população, o trabalho do psicólogo sofreu mudanças; isso tornou necessária a implementação de novas formas de estabelecimento de vínculo e de tratamento. O atendimento psicológico virtual passou de exceção à regra, pois se tornou o único meio possível de conexão entre o paciente, isolado pela infecção de Covid-19, a equipe e os familiares.

Com o agravamento da doença e a internação hospitalar, pacientes e familiares viveram experiências dolorosas com a intensificação dos sentimentos experimentados no diagnóstico, como o sentimento de desamparo e solidão pelo afastamento dos familiares, as dúvidas sobre a forma de evolução da doença e as possibilidades de cura, o medo da morte, o medo da contaminação de familiares, além de culpa e angústia. De acordo com Speroni, a piora da doença e a hospitalização passam a ser consideradas como um estado de crise, que se agrava com o afastamento do meio social, o que interfere diretamente no estado emocional do sujeito e em seus familiares.[6]

Estudos apontaram que 40% dos pacientes que desenvolveram a forma grave da doença apresentaram, após a alta hospitalar, transtorno depressivo, ansiedade e Transtorno de Estresse Pós-traumático (TEPT). A percepção da permanência de sequelas físicas, como: fadiga crônica, alterações motoras, mialgias, dispneias e de disfunções cognitivas, como: alterações na memória, amnesia transitória ou temporária e na atenção intensificam o sofrimento emocional do sujeito.[2,3]

A partir desse cenário, o objetivo central da atuação de psicólogos no contexto hospitalar – durante a internação e após a alta – é a mitigação do sofrimento gerado pelo adoecimento, a hospitalização e suas sequelas.[7] Outro objetivo é proporcionar espaços de acolhimento e continência afetiva para auxiliar, tanto os pacientes quanto seus familiares, na elaboração das perdas e compreensão das sequelas que a Covid-19 pode causar, assim como a ressignificação das experiências físicas e emocionais promovidas pelo adoecimento.

Por final, o psicólogo deve fazer uma avaliação das disfunções cognitivas apresentadas pelos pacientes após a infecção e o impacto funcional em suas atividades. Isso é importante para que o profissional possa intervir com a estimulação dessas funções por meio de atividades e estratégias que auxiliem no ganho de funcionalidade e autonomia. Outra função importante é auxiliar o sujeito a lidar com o possível prolongamento da recuperação e sequelas, entre outras situações em que o paciente será desafiado a elaborar e superar para que ele seja capaz de retomar sua vida e atividades ao máximo de suas capacidades.

Referências

1 Verztman J, Romão-Dias D. Catástrofe, luto e esperança: o trabalho psicanalítico na pandemia de Covid-19. Revista Latinoamericana de Psicopatologia Fundamental. 2020;23(2):269-90.

2 Mongodi S, Salve G, Tavazzi G, Politi P, Mojoli F. High prevalence of acute stress disorder and persisting symptoms in ICU survivors after COVID-19. Intensive Care Medicine. 2021;47(5):616-8.

3 Wang PR, Oyem P, Viguera A. Prevalence of psychiatric morbidity following discharge after COVID-19 hospitalization. General Hospital Psychiatry. 2020 Dec;

4 Watson J. COVID-19's Psychological Impact Gets a Name. Medscape, Sept. 29, 2020. Disponível em: https://www.medscape.com/viewarticle/938253. Acesso em: 22 nov. 2023.

5 Simonetti A. Manual de psicologia hospitalar: o mapa da doença. São Paulo: Casa Do Psicólogo; 2008.

6 Speroni AV. O lugar da psicologia no hospital geral. Revista da SBPH. 2006;9(2):83-97.

7 Angerami-Camon WA, Trucharte FAR, Knijnik RB, Sebastiani RW. Psicologia hospitalar: teoria e prática. 3. ed. São Paulo: Pioneira; 1995.

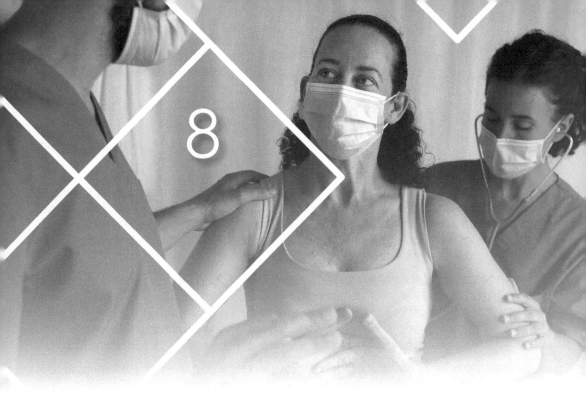

Sequelas pós-Covid e Saúde Mental: Sofrimento Psíquico, Outra Variante

Francisco Carlos Toro da Silva

Psicólogo clínico e hospitalar e especialista em Psicologia Hospitalar e da Saúde pela Pontifícia Universidade Católica de São Paulo (PUC-SP). Formação em Psicossomática. Professor convidado dos cursos de pós-graduação e especialização em Psicologia Hospitalar (PUC-GO, IEP-AACG, Hospital Araújo Jorge, PUC-PR, UNIALFENAS-MG, Centro Universitário do Rio Grande do Norte e Associação Brasileira de Medicina Psicossomática). Foi professor em cursos de graduação e de pós-graduação (PUC-SP, PUC-BH, COGEAE-SP, CEPPS-SP e Faculdades de Guarulhos). Atuou como professor e supervisor da Liga de Psicossomática da FMUSP; supervisor de Atendimento Psicológico Hospitalar, Domiciliar e de Psicoterapia individual de adultos; cofundador do Núcleo de Estudos e Pesquisas em Psicologia Hospitalar (Neppho) e membro efetivo da ABMP-SP.

"Em momentos assim as coisas se tornam mais agudas. A semente da inquietação ou loucura dentro de nós parece que se expande. Irrequietos, não conseguem ficar quietos em casa. Deprimidos, ficam mais tristes e ansiosos. Loucos, ficam mais delirantes. Agudizar seria o verbo destes tempos."

Maria Homem, psicanalista[1]

Nos demais capítulos deste livro, muito se falou sobre a infecção por Covid-19, aspectos conceituais, epidemiológicos, seus impactos e o que ela acarreta aos pacientes durante e após a infeção. Esses foram muito bem apresentados e elucidados pelos meus colegas, profissionais da saúde, coautores do livro, cada um em sua respectiva área de atuação profissional.

Neste capítulo, falarei sobre sequelas psicopatológicas dos pacientes acometidos pela Covid-19 e seus comprometimentos dentro de uma abordagem integrativa dessa catástrofe do século 21 e que ainda não terminou, pois apesar da pandemia ter findado em maio de 2023, suas consequenciais permanecem e a catástrofe se prolonga na vida dos pacientes, familiares e profissionais da saúde.

Entendo que, como profissionais de Saúde, só conseguiremos auxiliar nossos pacientes, caso estejamos em nossos consultórios, hospitais, ambulatórios e equipamentos públicos de Saúde, se pudermos ter um olhar que priorize o Paradigma de Pensamento da Psicossomática (*in* Avelino Luis Rodrigues)[2], considerando o ser humano indivisível em mente e corpo e inserido em um contexto social e ambiental, possibilitando uma visão integrativa deste e uma atuação profissional que contemple uma abordagem interdisciplinar

Quero ressaltar que os fatores que influenciam o impacto psicossocial desse momento que vivemos estão relacionados à magnitude da pandemia e ao grau de vulnerabilidade em que nos encontramos, caracterizando uma reação aguda ao estresse, previsível e esperado nessas situações, com manifestações de tristeza, raiva, irritabilidade, desamparo e outras, não sendo, portanto, tal reação qualificada como doença e, sim, como normais diante de uma situação anormal. Falarei mais a respeito desse impacto ao longo do capítulo. Chamamos a essas condições "crises reativas".

Essa catástrofe é, além de uma crise sanitária, uma crise social, humanitária, econômica, política, cultural, psicológica, global e, sobretudo, uma **crise do humano**, um fenômeno psicossomático.

Considerações preliminares

Acho importante pensar a magnitude desse momento que chamei na introdução de catástrofe, ou seja, um desastre de grande proporção. Entendendo desastres como sendo situações que causam danos ou prejuízos humanos, materiais ou ambientais, e consequentes prejuízos econômicos e sociais, provocados por eventos adversos, naturais, ou pelo produzidos homem sobre um ecossistema vulnerável. Os desastres naturais são causados por processos ou fenômenos naturais que podem implicar em perdas humanas ou outros impactos à saúde, danos ao meio ambiente, a propriedades, interrupção dos serviços e distúrbios sociais e econômicos.

Quero também ressaltar que estamos lidando com uma doença, universal na sua forma, desenvolvimento e conteúdo, porém penso que, para além de seu diagnóstico e suas manifestações clínicas, nós, profissionais da saúde mental, sobretudo, estamos trabalhando com o adoecimento desses pacientes, o que inclui dimensões sociais e psicológicas desse problema de saúde pública, considerando o contexto em que aparecem e determinado um significado da doença para o paciente e aqueles que o rodeiam, produzindo efeitos sobre seu comportamento e o relacionamento com outras pessoas. Cada paciente tem uma vivência única no seu processo de adoecimento, apesar do diagnóstico ser comum a outras pessoas.

Toda essa vivência do adoecimento por Covid-19 e o estresse extremo que a população está submetida possibilita o desenvolvimento uma crise psicológica, em que o psiquismo pode não dar conta desse trauma, provocando um excesso de energia e excitação. Vivenciar direta ou indiretamente esse processo é muito impactante; estar diante desses agentes estressores tem consequências em nossa saúde mental e nos causa muito sofrimento. Esse impacto vai variar de pessoa para pessoa e no mesmo indivíduo em diferentes momentos da sua vida. Manifestamos reações emocionais de defesa[4],[3] e adaptação a essa situação, e sua representação em nossas vidas, para muitos, a vivência do caos, é extremamente desestruturadora e nociva.

Saúde mental e sequelas psicopatológicas pós-Covid-19

Transtorno mental é uma síndrome caracterizada por perturbação clinicamente significativa na cognição, na regulação emocional ou no comportamento de um indivíduo, que reflete uma disfunção nos processos psicológicos, biológicos ou de desenvolvimento subjacentes ao funcionamento mental. Estão frequentemente associados a sofrimento ou incapacidades significativos que afetam atividades sociais, profissionais ou outras atividades importantes. Uma resposta esperada ou aprovada culturalmente a um estressor ou perda comum, como a morte de um ente querido, não constitui transtorno mental. Desvios sociais (de comportamento de natureza política, religiosa ou sexual) e conflitos que são basicamente entre o indivíduo e a sociedade não são transtornos mentais a menos que o desvio ou conflito sejam sintomas de uma disfunção no individuo como descrito (DSM-V).[4]

Na etiologia dos transtornos mentais, dentro de um olhar integrativo, encontraremos uma **Vertente Biológica**, considerando os aspectos constitucionais do indivíduo (hereditariedade e genética), sendo estes os fatores de predisposição para os

---

4   **Reações emocionais de defesa** é um conjunto de operações cuja finalidade é reduzir/ suprimir qualquer modificação susceptível de pôr em perigo a integridade e a constância do indivíduo, cf. Laplanche e Pontalis[3],[7].

transtornos mentais e os aspectos que chamo de físicos ou orgânicos, como doenças diversas não mentais, alterações hormonais, infecções diversas, traumatismo crânio encefálico, a infecção por coronavírus, dentre outros.

No desenvolvimento dos transtornos mentais estão envolvidos diversos agentes estressores, relacionados ao meio ambiente, à família, ao trabalho, econômicos, afetivos etc., que chamarei **Vertente Social**. Ainda deve ser considerado o desenvolvimento da personalidade e as interações relacionais, ou seja, os aspectos psicodinâmicos do indivíduo, contemplando a **Vertente Psicológica** desse processo etiológico.

Assim, os aspectos mencionados deixam claro que a Covid-19 enquadra-se na categoria de agentes estressores, como um evento traumático. Eventos traumáticos envolvem ameaça de morte ou da integridade física de pessoas que vivenciaram ou testemunharam o evento, saber que o evento aconteceu com familiar ou amigo próximo, e insere profissionais expostos a detalhes aversivos relacionados ao trauma. Em maio de 2020, a Organização Mundial da Saúde (OMS) publicou um relatório alertando para a crise global de saúde mental por conta da pandemia de Covid-19. (Agência Reuters)[5].

Devemos, ainda, considerar para além dos agentes estressores (impacto psicológico de doença grave pouco conhecida e potencialmente fatal, isolamento e distanciamento social, medo de adoecer e contaminar familiares ou amigos, incertezas econômicas e sociais diversas, perda de emprego, hospitalização prolongada em Unidade de Terapia Intensiva [UTI] ou morte de algum familiar ou amigo próximo, adaptação a novas rotinas profissionais e familiares, sentimento de culpa por ter infectado um familiar e o mesmo ter falecido, medo de morrer etc.) como fatores de desencadeamento de primeiros episódios de transtornos mentais na população durante e no pós-Covid. Existe uma parcela de pacientes já diagnosticados, em tratamento e que estavam estabilizados, bem como os pacientes já tratados e com remissão total de sintomas que necessitarão, por agravamento e ressurgimento de sintomas, de ajuste e retomada de terapêutica medicamentosa e de suporte psicológico.

Tudo isso origina um sofrimento psíquico decorrente do novo que se impõe, da incerteza que se apresenta diante das dúvidas quanto a uma recuperação plena, surgimento de sequelas, novas variantes, efetividade das vacinas, término total da pandemia e todo tipo de angústia produzida em nosso mundo mental.

É a ansiedade do prisioneiro, que não tem para onde fugir. Uma ansiedade paralisante e portadora de uma desesperança extremamente angustiante. A constatação da impermanência da vida, do desamparo, do abandono, da finitude, da imprevisibilidade e a quebra da ilusão onipotente de controle absoluto e, sobretudo, da impotência. Instâncias estas inerentes à natureza da nossa condição humana, tão negadas e submetidas a mecanismos de defesas diversos e à negação da vida em nossa sociedade atual. Todas essas reações emocionais são esperadas e normais diante dessa situação anormal, não sendo caracterizadas como patológicas em um primeiro momento.

De acordo com Homem (2020)[1], quanto mais nos damos conta de que não há plena previsibilidade, controle ou garantia, mais criamos mecanismos de defesa negacionistas e eventualmente fantásticos.

Mas, considerando sempre o paradigma da Psicossomática, a Vertente Biológica nos dá também contribuições para compreendermos as sequelas psicopatológicas infecção por Covid-19.

A infecção viral afeta diretamente as células do Sistema Nervoso Central ou, indiretamente, por meio de uma resposta imunológica, resultando na produção de uma grande quantidade de substâncias inflamatórias. Diversas evidências indicam que essas substâncias inflamatórias modificam a plasticidade neuronal (a capacidade de formar novas conexões entre os neurônios) e reduzem a produção de neurotransmissores (moléculas que enviam sinais químicos entre as células neuronais, atuando como mensageiros), como serotonina, dopamina, GABA, glutamato, epinefrina, acetilcolina, entre outros. Isso, por sua vez, altera a neuroquímica cerebral, resultando na manifestação de sintomas de diversos transtornos mentais.

As alterações na neuroquímica cerebral podem resultar em manifestações psicopatológicas, tanto agudas quanto duradouras.

Conforme Mazza,[6] além da possível infiltração cerebral, a tempestade de citocinas (*cytokine storm*) associada à resposta imunológica pode desencadear sintomas neuropsiquiátricos ao precipitar a neuro-inflamação .

Com base em evidências anteriores de epidemias de SARS e MERS, e considerando estudos preliminares sobre a Covid-19, os pesquisadores investigaram a hipótese de que os sobreviventes da Covid-19 poderiam apresentar um aumento na prevalência de condições psiquiátricas. A gravidade dos sintomas depressivos incluiu pacientes com ideação e planejamento suicida. Embora as sequelas da Covid-19 possam afetar qualquer indivíduo, há indícios de que mulheres e pacientes com histórico psiquiátrico prévio possam ser mais suscetíveis a essas consequências psicopatológicas[6].

Os pacientes podem apresentar sequelas sugestivas de hipóteses diagnósticas de diversos transtornos mentais. As mais frequentes são:

- ▶ transtornos de humor;
- ▶ transtornos de ansiedade;
- ▶ transtornos psicóticos;
- ▶ transtornos alimentares;
- ▶ transtorno obsessivo compulsivo;
- ▶ transtornos relacionados ao estresse;
- ▶ transtornos de sintomas somáticos e transtornos relacionados;
- ▶ transtornos do sono.

Não podemos esquecer que pacientes que já foram diagnosticados, estão em tratamento ou estabilizados podem também enfrentar agravamento e recidiva de novos episódios, conforme discutido anteriormente.

Dos transtornos mentais citados, vale dar ênfase aos seguintes subtipos:

- ▶ transtornos de humor com predominância para o transtorno depressivo maior;

- transtornos de ansiedade com predominância para o transtorno de pânico;

- transtornos relacionados ao estresse com predominância para o transtorno de estresse pós-traumático;

- transtorno obsessivo-compulsivo;

- transtornos de sintomas somáticos;

- transtornos relacionados com predominância para transtornos de sintomas somáticos e de ansiedade de doença;

- transtorno de sono com predominância para a insônia, que é tratado com um capítulo a parte neste livro.

Transtorno Depressivo Maior[4]

O Transtorno Depressivo Maior representa a condição clássica dentro desse grupo de transtornos. Caracteriza-se por episódios distintos com duração mínima de duas semanas, envolvendo alterações notáveis no afeto, na cognição e em funções neurovegetativas, com períodos de remissão interepisódicos. Destaca-se a importância de diferenciar a tristeza e o luto normais de um episódio depressivo maior, classificado como leve, moderado ou grave.

Sintomatologia:

- Humor deprimido, perda de interesse ou prazer (anedonia), variações significativas de peso sem estar em dieta (alteração de mais de 5% do peso corporal em um mês), ou alteração no apetite, insônia ou hipersonia, fadiga ou perda de energia, sentimentos de inutilidade ou culpa excessiva e inapropriada, agitação ou retardo psicomotor (todos esses sintomas presentes quase diariamente), capacidade diminuída para pensar ou se concentrar, indecisão, pensamentos recorrentes de morte, ideação suicida recorrente sem um plano específico, uma tentativa de suicídio ou plano específico para cometer suicídio (conforme DSM-V).

Transtornos de ansiedade – pânico[4]

Os transtornos de ansiedade compartilham características marcantes de medo e ansiedade excessivos, associados a perturbações comportamentais. No Transtorno de Pânico, o indivíduo enfrenta ataques de pânico inesperados e recorrentes, mantendo uma apreensão constante em relação à possibilidade de futuros episódios ou a possíveis alterações desadaptativas em seu comportamento resultantes desses ataques.

Os ataques de pânico são caracterizados por episódios abruptos de medo intenso ou desconforto, atingindo seu ápice em poucos minutos e acompanhados por uma variedade de sintomas físicos e/ou cognitivos.

Sintomatologia:

- Taquicardia, coração acelerado, sudorese, tremores ou abalos, sensações de falta de ar ou sufocamento, sensações de asfixia, dor ou desconforto torácico, náusea ou desconforto abdominal, sensação de tontura, instabilidade, vertigem ou desmaio, calafrios ou ondas de calor, anestesia ou sensação de formigamento, desrealização, despersonalização, além do medo de perder o controle, de enlouquecer e de morrer (conforme DSM-V).

Transtorno de Estresse Pós-traumático[4]

A característica central do Transtorno de Estresse Pós-traumático (TEPT) é o desenvolvimento de sintomas distintivos após a exposição a um ou mais eventos traumáticos. Em alguns pacientes, os sintomas de revivência do medo, de natureza emocional e comportamental, podem ser predominantes. Em outros casos, estados de humor anedônicos ou disfóricos e cognições negativas podem ser mais perturbadores. Alguns indivíduos apresentam predominância de excitação e sintomas reativos externalizantes, enquanto outros experimentam sintomas dissociativos como predominantes. Por fim, algumas pessoas exibem combinações desses padrões de sintomas.

Os sintomas geralmente se manifestam nos primeiros três meses após o trauma, embora seja possível um atraso de meses, ou até anos, antes de atenderem aos critérios diagnósticos. É importante destacar que nem toda psicopatologia observada em indivíduos expostos a estressores extremos deve ser atribuída ao TEPT. O diagnóstico requer que a exposição ao trauma anteceda o início ou agravamento dos sintomas. Indivíduos com TEPT têm uma probabilidade 80% maior do que aqueles sem o transtorno de apresentar sintomas que atendem aos critérios de pelo menos um outro transtorno mental.

Sintomatologia:

Os critérios diagnósticos para o TEPT incluem:

▶ Sintomas de intrusão:

- Lembranças angustiantes recorrentes, involuntárias e intrusivas.

- Sonhos angustiantes recorrentes.

- Reações dissociativas, nas quais o indivíduo sente ou age como se o evento traumático estivesse ocorrendo novamente.

- Sofrimento psicológico intenso ou prolongado.

- Reações fisiológicas acentuadas que simbolizem ou se assemelhem a algum aspecto do evento traumático.

▶ Sintomas de humor negativo:

- Incapacidade persistente de vivenciar emoções positivas, como felicidade, satisfação ou amor.

▶ Sintomas dissociativos:

- Senso de realidade alterado em relação a si mesmo e ao ambiente ao redor.

- Incapacidade de recordar um aspecto importante do evento traumático.

- Sintomas de evitação:
  - Esforços para evitar recordações, pensamentos ou sentimentos angustiantes relacionados ao evento traumático.
  - Esforços para evitar lembranças que despertem recordações, pensamentos ou sentimentos angustiantes, sempre relacionados ao evento traumático.
- Sintomas de excitação:
  - Perturbação do sono.
  - Comportamento irritadiço e surtos de raiva, frequentemente expressos com agressão verbal ou física em relação a pessoas e objetos.
  - Hipervigilância.
  - Problemas de concentração.
  - Resposta de sobressalto exagerado.

Transtorno Obsessivo-compulsivo[4]

O Transtorno Obsessivo-Compulsivo (TOC) é caracterizado pela presença de obsessões e/ou compulsões. Obsessões referem-se a pensamentos, impulsos ou imagens recorrentes e persistentes que são percebidos como intrusivos e indesejados. Por outro lado, compulsões são comportamentos repetitivos ou atos mentais que um indivíduo se sente compelido a realizar em resposta a uma obsessão ou em conformidade com regras que devem ser rigidamente seguidas.

Sintomatologia:

- Envolve a experiência de acentuada ansiedade e sofrimento. O indivíduo muitas vezes tenta ignorar ou suprimir esses pensamentos, impulsos ou imagens, ou busca neutralizá-los por meio de outros pensamentos ou ações. Essas ações podem incluir comportamentos repetitivos, como lavar as mãos, organizar, verificar, ou atos mentais, como orar, contar ou repetir palavras em silêncio. As ações são realizadas em resposta a uma obsessão ou de acordo com regras que o indivíduo sente rigidamente que devem ser seguidas. Esses comportamentos ou atos mentais têm o objetivo de prevenir ou reduzir a ansiedade ou o sofrimento, ou evitar algum evento ou situação temida (conforme DSM-V).

Transtorno de Sintomas Somáticos[4]

No Transtorno de Sintomas Somáticos, o indivíduo manifesta sintomas somáticos sem uma explicação médica evidente que seja suficiente para fazer um diagnóstico médico específico. Importante ressaltar que, apesar da ausência de uma causa médica identificável, o sofrimento experimentado pelo indivíduo é autêntico, seja ou não explicado por termos médicos.

É relevante observar que, em alguns casos, esses sintomas somáticos podem representar sensações ou desconfortos corporais normais, os quais geralmente não indicam a presença de uma doença grave. O diagnóstico desse transtorno leva em consideração o impacto significativo desses sintomas na qualidade de vida do indivíduo, independentemente de sua origem médica explícita.

Sintomatologia:

▶ Sintomas somáticos que causam aflição ou resultam em perturbação significativa da vida diária, pensamentos, sentimentos ou comportamentos excessivos relacionados a sintomas somáticos, nível de ansiedade persistentemente elevado acerca da saúde e dos sintomas e tempo e energia excessivos são dedicados a esses sintomas ou preocupações a respeito da saúde.

Transtorno de Ansiedade de Doença[4]

O Transtorno de Ansiedade de Doença é caracterizado pela preocupação constante em ter ou contrair uma doença grave.

Sintomatologia:

▶ Alto nível de ansiedade com relação à saúde, estado de alerta permanente a respeito de seu estado de saúde, preocupação excessiva e desproporcional em relação à sua condição de saúde, comportamentos excessivos relacionados à saúde como verificações repetitivas do corpo procurando sinais de doença ou evitação mal adaptativa evitando consultas médicas ou hospitais.

Considerações finais

Sequelas psiquiátricas já foram descritas após exposição ao coronavirus em epidemias anteriores, como a SARS e a MERS. Sobreviventes da SARS relataram sintomas psiquiátricos como transtorno de estresse pós-traumático (TEPT), depressão, transtorno de pânico e transtorno obsessivo-compulsivo em avaliações de seguimento de 1 a 50 meses[6].

Ressalta-se a importância da Psicopatologia na formação dos profissionais de saúde, principalmente psicólogos, para que possam levantar hipóteses diagnósticas acerca dos transtornos mentais, levantar hipóteses de diagnósticos diferenciais, assim como informar, orientar e encaminhar pacientes e seus familiares nas situações de sequelas por Covid-19, na busca de tratamento médico especializado e psicoterapia, além de dialogar com os demais profissionais da equipe, subsidiando-os nas questões de saúde mental e dando apoio e suporte psicológico a eles.

Gostaria de ilustrar essas situações com o seguinte caso

Assisti a uma paciente, falando com ela diariamente por telefone por 20 dias. Ela foi a primeira a contrair Covid-19 em sua casa, seguida do marido, já idoso, e dos dois filhos, adultos na faixa de 35-40 anos de idade. Ela tinha diagnóstico de depressão e transtorno de ansiedade generalizada (TAG), mas com boa evolução e em remissão quase total de sintomas. A filha também tinha TAG e o filho era obeso mórbido, com bronquite crônica e diagnóstico de transtorno de pânico há dois anos, mas sem sintomatologia naquele momento. O marido não tinha nenhum diagnóstico psiquiátrico e foi quem adoeceu mais gravemente por Covid-19, mas sem necessidade de internação hospitalar. Toda a família, com exceção do marido, tinha sintomas de transtorno de ansiedade de doença[4].

No período em que um familiar seguia melhorando, outros familiares agravavam na evolução sintomatológica da Covid-19. A mãe (minha paciente) e os dois filhos tiveram agravamento de seus quadros de base, com novos episódios, com ataques de pânico recorrentes, fobia de doença e sintomas depressivos e de ansiedade. O suporte psicológico que dava à minha paciente estendeu-se a toda a família em total desespero. Passei a orientar e acompanhar a busca dos cuidados psiquiátricos e clínicos por teleconsultas; a retomada de psicoterapia dos filhos, pois haviam interrompido as sessões; e ações psicoeducativas junto à família.

Passado esse momento, todos recuperaram-se da Covid-19, felizmente, mas seguem com acompanhamento psiquiátrico, sendo necessário suporte medicamentoso para os filhos e ajuste medicamentosa para a mãe já em remissão e descontinuidade da sua medicação.

Não devemos nos esquecer de que somos agentes de saúde e profissionais de saúde mental, e temos que estar preparados, com embasamento sólido, para entrarmos nessa "guerra" e darmos a nossa contribuição na assistência e reabilitação dos pacientes que chegarem a nós.

Referências

1. HOMEM, Maria. Lupa da alma: quarentena-revelação. São Paulo: Todavia, 1ª ed., 2020. 80 páginas.

2. Rodrigues, Avelino Luis. Psicologia da Saúde-Hospitalar. Barueri, SP: Manole; 2019.

3. Laplache J, Pontalis JB. Vocabulário de Psicanálise. São Paulo: Martins Fontes; 1986.

4. American Psychiatric Association (APA). Manual de Diagnóstico e Estatística de Distúrbios Mentais – DSM-V. Porto Alegre: Artmed; 2014.

5. Organização Mundial de Saúde. Classificação Internacional de Transtornos Mentais e de Comportamento da CID-10. Porto Alegre: Artmed; 1993.

6. Brasil. Casa Civil. Lei n. 12.608, de 10 de abril de 2012. Disponível em: https://www.planalto.gov.br/ccivil_03/_ato2011-2014/2012/lei/l12608.htm#:~:text=Art.,desastres%20e%20d%C3%A1%20outras%20provid%C3%AAncias.. Acesso em: 22 nov. 2023.

7. Mazza MG, De Lorenzo R, Conte C, Poletti S, Vai B, Bollettini I et al. Anxiety and depression in COVID-19 survivors: Role of inflammatory and clinical predictors. Brain Behav Immun. 2020;89:594-600.

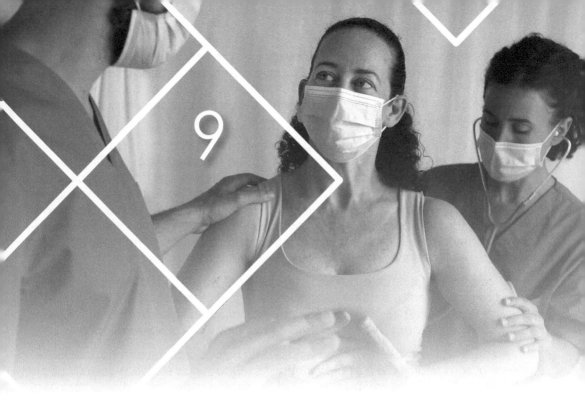

Sequelas Cognitivas Pós-Covid 19

Sandra Schewinsky

Em 2003, a Organização Mundial de Saúde (OMS)[1] já alertava que a maior causa de deficiências da população mundial estava ligada a doenças do foro de funcionamento cerebral. Na ocasião, não se aventava a hipótese de que haveria um vírus que atacaria todo o mundo, levando não apenas as pessoas ao óbito, mas também gerando toda sorte de sequelas.

A Covid-19 tem se revelado uma doença sistêmica, que pode estar associada a distúrbios gastrointestinais, hepáticos, cardiovasculares e neurológicos.[2] Desta feita, provoca uma reação infecciosa em vários órgãos, inclusive o encéfalo.

O SARS-CoV-2 desencadeia uma reposta inflamatória exagerada, conhecida como tempestade de citocinas, que começa nos pulmões e, pelos vasos sanguíneos, atinge todos os órgãos do corpo. Essa "enxurrada" leva à formação de coágulos sanguíneos que causam pequenos ou grandes derrames no cérebro. Os acidentes vasculares encefálicos (AVE) podem gerar sequelas diversas, como alterações motoras – como monoplegia, hemiplegia, hemiparesia, dupla hemiplegia. Essas alterações interferem nos movimentos do corpo e podem levar a limitações funcionais e incapacidades.[3]

Dentre as alterações motoras, as pessoas vítimas de AVE podem apresentar ainda ataxias, desequilíbrios e incoordenações. Dentre os prejuízos sensitivos destacam-se: dor, tato, visão, audição, paladar, olfato. De linguagem: afasias, disartrias, amusias, alterações cognitivas acta. A lesão encefálica pode trazer várias consequências, como a amnésia pós-traumática, em que fica desorientado, confuso e sem se lembrar do passado e de fatos recentes; pode provocar alterações cognitivas, comportamentais e emocionais; hidrocefalia; distúrbios motores; distúrbios sensoriais; epilepsia; distúrbios psiquiátricos; e alterações sociais.[4]

O coronavírus danifica a barreira hematoencefálica, que é a camada protetora da massa cinzenta, e como resultado o sangue, os marcadores inflamatórios e as partículas do vírus invadem o cérebro e os pacientes desenvolvem convulsões, confusão mental, coma, encefalopatia e transtornos neuropsiquiátricos.

Ao desenvolver a depressão, há uma queda na ação de neurotransmissores (serotonina, noradrenalina e gama-aminobutírico, Gaba) no cérebro, o que dificulta a comunicação entre os neurônios e prejudica diversos aspectos como humor, sono, bem-estar, memória, aprendizado, raciocínio lento ou agitação; como também a depressão está ligada a um aumento na produção de cortisol, o hormônio do estresse, que, em excesso, gera tensão e ansiedade. O hipocampo, a amígdala e o córtex pré-frontal são afetados, alterando funções importantes, como o processamento de memória, aprendizado, concentração, cognição e capacidade de tomadas de decisões são prejudicadas.[5–7]

A ansiedade ocorre quando o cérebro interpreta um evento como perigoso. Há uma cascata de neurotransmissores e a adrenalina que faz o corpo reagir ao estresse. Ela causa tontura, boca seca, taquicardia, dificuldade de respirar, tremores, inquietação física, frio na barriga, visão turva, arrepios e sensação de queda, enquanto a serotonina regula o sono e o humor, e a dopamina, as sensações de recompensa. A ansiedade também está ligada ao funcionamento da amígdala, que integra informações sensórias, emocionais e cognitivas. Possui conexões com a área pré-frontal, córtex orbitofrontal e córtex cingulado, responsáveis pelo controle emocional.[8] Funcionalmente, a pessoa com ansiedade pode apresentar tendência aumentada a cometer distorções ao processar o real interno e externo, além de uma rigidez, resistência à consideração de interpretações alternativas, bem como dificuldades atencionais, amnésticas e de funções executivas.

A vida pode trazer surpresas, e muitos acontecimentos vêm carregados de sofrimento psicológico, principalmente se o evento for traumático. O Estresse Pós-traumático pode gerar ansiedade e medo, mas há casos em que as características clínicas mais proeminentes são sintomas anedônicos e disfóricos, externalizações de raiva e agressividade ou sintomas dissociativos.[9,10] O trauma psicológico é uma resposta emocional a um acontecimento que excede a capacidade de adaptação da pessoa[11] e podem gerar reações emocionais intensas como irritabilidade, negação, ansiedade, isolamento, pensamentos intrusivos e estado de alerta constante.

Já em 1936, Hans Selye[12] afirmava que "Estresse é a resposta do organismo às demandas a ele impostas", sendo necessário observar a possibilidade da presença de Transtorno de Estresse Pós-traumático (TEPT) e, como tal, o estresse traz consequências como dificuldade para dormir, ataques de raiva, falta de concentração e de esperança, memórias persistentes do momento do trauma, estado de alerta e alterações das atividades rotineiras. Os distúrbios emocionais podem ser depressão, agressividade, pensamentos suicidas, sentimento de culpa, autoacusação, abuso de álcool e outras substâncias.[11,12] Diante de um agente estressor, o hipotálamo secreta o hormônio liberador de corticotropina (CRH), que tem a função de despertar o corpo, que segue caminho para a glândula pituitária, que estimula a secreção da adrenocorticotrópico (ACTH), que pulsa na corrente sanguínea e que, ao atingir as glândulas suprarrenais, libera o cortisol. Compreende-se, assim, o motivo pelo qual o estresse pode se tóxico para o organismo, uma vez que há elevação de cortisol e norapinefrina interferindo na arquitetura cerebral, principalmente no hipotálamo, na liberação de neurotoxinas com consequências negativas na neuroplasticidade, explicando o fato da pessoa com estresse tóxico apresentar dificuldades cognitivas, principalmente memória e capacidade de aprendizado funcional.[13,14]

Os estressores específicos da Covid-19 incluem: medo de adoecer e morrer, medo de ser socialmente excluído/colocado em quarentena, perda de meios de subsistência e perda de entes queridos e sentimentos de desamparo, tédio e solidão por conta do isolamento. Esses estressores podem desencadear novos sintomas ou exacerbar condições mentais ou neurológicas subjacentes. Os pacientes com problemas de saúde mentais preexistentes e transtornos de abuso de substâncias também podem ser afetados adversamente. As pessoas com Covid-19 correm maior risco de problemas de sono em razão das respostas de estresse agudo, além de outros motivos para aqueles que estão hospitalizados, como fatores ambientais, procedimentos médicos invasivos – por exemplo, ventilação mecânica – e a combinação frequente de vários medicamentos que podem perturbar o padrão de sono.[5]

A preocupação atual não se resume à anosmia (perda da percepção do cheiro) e à disgeusia (diminuição do paladar), apesar de que tais alterações podem acarretar inapetência, depressão e diminuição da libido. A gravidade do vírus é que ele pode desenvolver condições neurológicas como depressão, insônia, perda de memória e envelhecimento acelerado no cérebro. Existem algumas evidências que sugerem que déficits cognitivos ocorrem independentemente de problemas psicológicos e estão associados à gravidade da infecção.[15] Deficiências na atenção, memória, fluência verbal, velocidade de processamento e funcionamento executivo ocorrem pois o hipocampo parece ser particularmente vulnerável a infecções por coronavírus, aumentando a probabilidade de comprometimento da memória pós-infecção e a aceleração de distúrbios neurodegenerativos, como esclerose múltipla e as doenças de Parkinson e de Alzheimer.[15,16]

Com a esclerose múltipla, a pessoa pode apresentar alteração de atenção, memória de longo prazo, funções executivas, velocidade no processamento das informações, percepção visuoespacial e capacidade de perceber a posição de dois ou mais objetos no espaço. Ressalta-se que a presença de sentimentos depressivos e fadigas não podem ser menosprezadas, bem como as dificuldades motoras, dores e presença de surtos da doença. Os déficits cognitivos ocorrem em função das lesões irreversíveis do encéfalo, que culmina na atrofia cerebral.[17]

A Doença de Parkinson é um distúrbio neurológico causado pela diminuição na produção de dopamina e acetilcolina no cérebro por causa da morte de células do tronco cerebral. Além dos penosos sintomas motores de tremores, rigidez muscular, perda da coordenação motora, de equilíbrio e dificuldades para deambular, podem ocorrer alterações de pensamento, que fica mais lento, e dificuldade em encontrar palavras adequadas, na resolução de problemas e na realização de múltiplas tarefas.[18] A pessoa com Parkinson pode desenvolver ansiedade, depressão, expressão facial fixa, constipação, incontinência e há casos que alucinam e podem chegar a um quadro demencial.[19]

Danos nas células nervosas do cérebro, que afetam as fibras conectoras ou reduzem a quantidade de transmissores químicos, podem levar à demência, sendo que a Doença de Alzheimer é a causa mais comum de demência que afeta a memória, o pensamento, a linguagem e o raciocínio. O cérebro de alguém que sofre de Alzheimer ruma para uma atrofia bem característica, como se tivesse "murchado" dentro da caixa craniana. Esse fato ocorre pela redução da acetilcolina e do aparecimento de placas e emaranhados nos circuitos neurais, os quais se acreditam que "desconectem" as áreas responsáveis pelo armazenamento e o processamento de informação.[15] Os sintomas começam com perda de memória, confusão, desorientação, dificuldade de completar atividades simples ou rotineiras. As emoções também sofrem alterações em que ocorrem mudanças de humor, isolamento social, diminuição do senso crítico e dificuldade em tomar decisões. Com a evolução da doença, surge ansiedade, raiva em resposta a mudanças ou ao estresse, dificuldade para se vestir e comer, conversas repetitivas, incapacidade de achar a palavra correta, problemas com leitura e escrita, dificuldade em reconhecer pessoas, distúrbios do sono, perambulação e ilusões. Por fim, a pessoa perde muito peso, ruma para a incontinência e completa dependência de um cuidador.[20]

As pesquisas apontam que mesmo as pessoas que tiveram a Covid-19 de forma branda ou assintomática podem desencadear alterações importantes:[21]

- ▶ 83,3% dos pacientes desenvolvem alguma dificuldade cognitiva para executar suas tarefas de sempre;

- ▶ 62,7% das pessoas que um dia foram contaminadas pelo coronavírus se esquecem do que acabaram de fazer porque ficam com a memória de curto prazo comprometida;

- ▶ 26,8% não se recordam tão bem do passado remoto, por causa de avarias na memória de longo prazo;

- ▶ 43,2% diminuem a capacidade de alternar a atenção e cuidar de mais de uma coisa ao mesmo tempo;

- ▶ 92,4% tiveram impacto na percepção visual;

- ▶ 80% alterações na coordenação motora.

Além de lapsos de memória, dificuldade de concentração, problemas para se tornarem compreendidas ou para entenderem o que os outros estão falando, não raro as pessoas que tiveram a Covid-19 sofrem um "baque" na coordenação motora e no equilíbrio, o que resulta em insegurança e confusão mental, que podem ser o estopim para quadros de agressividade, ansiedade e depressão no futuro.

O vírus SARS-CoV-2 pode infectar células do tecido cerebral, tendo como principal alvo os astrócitos (células mais abundantes do sistema nervoso central e que desempenham funções variadas: oferecem sustentação e nutrientes para os neurônios; regulam a concentração de neurotransmissores e de outras substâncias com potencial de interferir no funcionamento neuronal, como o potássio; integram a barreira hematoencefálica, ajudando a proteger o cérebro contra patógenos e toxinas; e ajudam a manter a homeostase cerebral). O lactato é um dos subprodutos do metabolismo da glicose e o astrócito exporta esse metabólito para o neurônio, que o utiliza como fonte de energia. As análises *in vitro* mostraram que a quantidade de lactato no meio de cultivo das células estava normal, embora estivesse reduzida em seu interior. "Aparentemente o astrócito se esforça para manter o fornecimento do substrato energético para o neurônio em detrimento de seu próprio funcionamento".[22,23]

Como resultado desse processo, as mitocôndrias dos astrócitos – organelas responsáveis pela produção de energia – passaram a funcionar de forma alterada, o que pode influenciar os níveis cerebrais de neurotransmissores, como o glutamato (que excita os neurônios e está relacionado com a memória e o aprendizado) e o ácido gama-aminobutírico (GABA, capaz de inibir o disparo neuronal excessivo e promover sensação de calma e relaxamento).[23] As alterações dos astrócitos interferem na energia cerebral, podendo ainda acarretar a síndrome da fadiga crônica, que também interfere nas capacidades cognitivas.

A Covid-19 pode trazer complicações como:

- ▶ anoxia (privação total de oxigênio);
- ▶ hipoxia (diminuição da quantidade de oxigênio);
- ▶ trombos;
- ▶ hemorragias;
- ▶ disfunções na área de broca (responsável pela expressão da linguagem e por possibilitar a articulação da fala);
- ▶ alterações da área de Wernicke (implicada na compreensão das informações, decifrar as falas dos outros);
- ▶ comprometimentos das regiões parietais e occipitais (planejamento, organização visuoperceptiva e visuoconstrutiva, pelas sensações corporais, pelos movimentos primários);
- ▶ alterações do hipocampo (memórias);
- ▶ disfunções frontotemporais (planejamento, antecipar as consequências das nossas ações, funções executivas).

Diante dos quadros apresentados, é importante atentar para as queixas dos pacientes, pois estas não são subjetivas, sendo impossível afirmar que os sintomas passarão sem tratamento adequado.

Pessoas que tiveram Covid-19, mesmo de forma leve e se trataram em casa, adentram nossos consultórios com perplexidade por se sentirem tão diferentes. Muitos batem os carros, por alterações perceptivas; outros esquecem para onde vão ou não abastecem o automóvel; temos ainda aqueles que não encontram o carro, porque não sabem mais o seu modelo. Há quem tenha dificuldade para entender o que lê ou falas complexas; sentem enjoos ou o "cérebro coçar", pois o desgaste mental, mesmo para atividades simples, faz o cérebro encarar a atividade como venenosa. Podem ter esquecimentos como colocar leite quente na xícara e depois derramar em si próprio, pois foi olhar se tinha algo dentro; situações constrangedoras no trabalho por perguntar algo que acabou de ser discutido. Falta de organização e planejamento, perdendo prazos, procrastinando e não saber monitorar o tempo podem acontecer nas atividades laborais. Tamanha fadiga e desânimo que chegam a ficar dias sem banho ou até sem alimentação adequada.

É importante salientar que tais alterações acontecem na vida das pessoas que transitam nos cenários reais, sendo que muitas ainda sofrem por perdas de entes queridos. Desta feita, muitas vezes, é importante realizar a avaliação neuropsicológica que contribui para o diagnóstico, o prognóstico e a reabilitação de funções cognitivas, sendo fundamental para diagnóstico diferencial. Nos casos de grande sofrimento, considera-se a necessidade de a avaliação já ser interventiva, com apoio e continência emocional.

A avaliação neuropsicológica tem papel importante na compreensão das ligações fundamentais do cérebro e do comportamento, o que permite determinar a relação entre os resultados dos testes neuropsicológicos e o complexo comportamento do paciente; predizer, com a ajuda dos métodos neuropsicológicos, o comportamento cotidiano e suas disfunções, manifestações sociais dos transtornos neurológicos e o significado dos defeitos neuropsicológicos para o funcionamento psicológico no contexto dinâmico da vida real[24]. Para tanto, utiliza-se de instrumentos e testes validados.

Importantíssimo estabelecer vínculo de confiança, para depois colher a história de vida e adoecimento, bem como antecedentes mórbidos. No exame psíquico, observam-se aspecto geral, nível de consciência, orientação alo e auto psíquica, sensopercepção, atenção, memória, linguagem, funções executivas, nível intelectual, juízo de realidade, vida afetiva, volição, motricidade, consciência e valoração do eu, vivência do tempo e do espaço, personalidade, e desejo de melhora.[25] Há casos em que o paciente não tem consciência de suas dificuldades.

A bateria de testes para as sequelas da Covid-19 dependerá do contexto, institucional, privado, demanda de tempo, entre outras variáveis. Cabe ressaltar que a avaliação é um processo e que a aplicação de um teste de rastreio pode não detectar os prejuízos reais da pessoa, pois se ela gozar de boa reserva cognitiva, o mesmo não terá a sensibilidade adequada.

Dentre da necessidade da avaliação, pode-se utilizar o teste de personalidade, que faz uma avaliação mais profunda e mais assertiva das características da constituição psíquica – por exemplo, Teste das Pirâmides Coloridas de Pfister, Desenho da Figura Humana, Teste da Casa, Árvore e Pessoa (HTP), Teste da Apercepção Temática (TAT), Teste Roscharch e Teste Palográfico –, enquanto o inventário comportamental se restringe aos aspectos do comportamento do indivíduo (Bateria Fatorial de Personalidade [BFP], Inventário Fatorial de Personalidade II [IFP II]).

Com o objetivo de especificação das categorias comportamentais que representam o objeto psicológico a ser medido, utilizam-se as escalas, como a Escala de Ansiedade GAD-7, *Patient Health Questionnaire* – 9 (PHQ-9), Escala HAD – Avaliação do Nível de Ansiedade e Depressão, Escala de Humor de Brunel (BRUMS), Escalas de Hamilton, Escalas de Beck, Escala do Impacto do Evento – Revisada (IES-R) traduzida para a língua portuguesa, DASS-21, Avaliação de Insônia: *Insomnia Severity Index*, Escala de Sonolência (EPWORTH), Escala de Fadiga (FACIT).

Como já mencionado, os testes de rastreios para avaliação dos domínios cognitivos podem ser insuficientes para a compreensão do funcionamento mental do indivíduo, mas podem servir como balizadores para o aprofundamento da investigação. Citam-se alguns de fácil aplicação: Rastreio Cognitivo Montreal Cognitive Assessment (MoCA) (versão experimental brasileira: de acordo com Sarmento, Bertolucci e Wajman[26]), Miniexame do Estado Mental (Bertolucci *et al.*[27]), Instrumento de Avaliação Neuropsicológica Breve (NEUPSILIN) (de acordo Fonseca[28]), Teste do Desenho do Relógio (TDR), Fluência Verbal (FV), Bateria de Avaliação Frontal (FAB), Teste Breve de Performance Cognitiva (*Syndrom Kurztest* – SKT), Escala de Avaliação de Demência (DRS), *Consortium to Establish a Registry for Alzheimer's Disease* (CERAD), *Cambridge Cognitive Examination-Revised* (BR-CAMCOG-R) e *Disease Assessment Scale* (ADAS-COG).

Diante das principais queixas cognitivas advindas da Covid-19, devemos avaliar habilidades visuoconstrutivas (Teste de Habilidades Perceptuais Visuais [TVPS-3], Completar Figuras [WAIS-IV], *Developmental Test of Visual Perception Adolescent and Adult* [DTVP-A], Teste Cubos de Kohs, Teste Ruche de Aprendizagem Visuoespacial, Teste de Figuras Complexas de Rey, Teste Guestáltico Visuomotor de Bender, Teste de Retenção Visual de Benton [BVRT]; habilidade visuoespacial e praxia construtiva [Cubos {WAIS-IV}], *Cambridge Mental Disorders of the Elderly Examination* [CAMDEX], *Cambridge Cognitive Examination* [CAMCOG]), Teste do Relógio, Caminhada Cronometrada de Nove Pinos e Bateria CERAD); processos atencionais (dígitos me ordem direta e inversa – Escala de Inteligência Wechsler para Adultos [WAIS-IV], Letras e números [WAIS-IV], *Trail Making Test* [versão alternativa: *Trail Making Test Oral* – de acordo com Strauss et al.[29]), Códigos [WAIS-IV], Coleção BPA – Bateria Psicológica para Avaliação da Atenção, AOL-A [Aplicação Online], AOL-C [Aplicação Online], AOL-D [Aplicação Online], Coleção AC-15, Coleção TEACO-FF – Teste de Atenção Concentrada); linguagem (Vocabulário [WAIS-IV], Teste de Evocação Seletiva Livre e com Pistas [TESLIP], Teste Ruche de Aprendizagem Visuoespacial Modificado [RUCHE-M], Teste de Nomeação e de Reconhecimento Visual, Teste de Evocação Seletiva Livre e com Pistas, Teste de Nomeação Oral de Bachy-Langedock, Tarefa de Estimativas e Inferências Cognitivas [TEIC], Avaliação da Memória Episódica com o Teste de Evocação Seletiva Livre e com Pistas; memória e aprendizagem (Figuras Complexas de Rey, Memória Visual de Rostos [MVR], Teste Pictórico de Memória [TEPIC-M], Teste de

Memória de Reconhecimento [TEM-R], Teste de Memória [BFM-2], Teste de Memória de Reconhecimento [BGFM-4], Teste de Triagem Cognitiva [TRIACOG], Teste Memória Lógica da WMS-R [MVR-TEPIC – de acordo com Wechsler[30]), Informações [WAIS-IV – memória semântica]); e, por fim, funções executivas (Teste Wisconsin de Classificação de Cartas, Aritmética [WAIS-IV], Semelhanças [WAIS-IV], Teste de Categorização de Cartas de Wisconsin, Teste da Torre de Hanói, Teste da Torre de Londres, Teste de Stroop, Testes de Trilhas e Avaliação Ecológica).

Considera-se que, frente a tantas dificuldades, a vítima de Covid-19 merece o diagnóstico correto, bem como ter seu sofrimento legitimado e suas dificuldades respeitadas e tratadas com dignidade.

Diante dos sentimentos e comportamentos confusos0 a pessoa precisa compreender os motivos das dificuldades para diminuir seus sentimentos de insuficiência, culpa e receio de não melhorar. A psicoeducação faz parte da reabilitação neuropsicológica, bem como estrutura a rotina da pessoa, ajudando-a a se planejar e organizar, incluindo o descanso necessário e a higiene do sono.

Realizar tarefas de estimulação cognitiva, por exemplo, tarefas que incrementem o processo atencional (ler em voz alta, grifar textos, reescrever artigos, contar filmes); melhorar memória (decorar poesias, palavras cruzadas, rever fotos antigas, contar as notícias do jornal); linguagem (cantar, jogo de *stop*, procurar sinônimos, leituras); e jogos para desenvolver as funções executivas.

Alertar para as sequelas cognitivas advindas da Covid-19 tem o intuito de incrementar os tratamentos, bem como prevenir outros problemas, como acidentes de trânsito, demissões no trabalhos, dificuldades escolares, diminuição da eficiência em atividades da vida e, por fim, queda de qualidade global.

Nossa existência é coroada de surpresas, por vezes não tão boas, mas são os problemas que incitam a busca por soluções. Assim, não devemos medir esforços para combater esse mal que assolou o mundo. Temos pessoas que sofrem com sequelas e por lutos; nós sofremos com sequelas e por luto. Assim, estamos todos juntos no sofrimento da alma e do corpo, por isso, só a solidariedade é capaz de afagar nossos corações.

Referências

1 Organização Mundial de Saúde. Classificação Internacional de Funcionalidade (CIF), Incapacidade e Saúde. 9 ed. ver. São Paulo: EDUSP; 2003.

2 Bezerra TC, Vieira KABC, Abreu JMF, Lopes FM, Couto IN, Vasconcelos LC, Osório RDCP, Rolim JR. Covid-19 s suas manifestações sistêmicas. Brazilian Journal of Health Review. 2020;3(5):14633-43.

3 Massoco DZS, Lucinio LA, Santos RM. Hemiplegia: uma revisão bibliográfica. FATEC-Jahu. 2013. Disponível em: http://geprofatecjahu.com.br/anais/2013/24.pdf. Acesso em: 22 nov. 2023.

4 Schewinsky SR, Alves VLR. Lesão encefálica adquirida: o que é importante saber. São Paulo: Gentil Gigante; 2020.

5 Organização Pan-Americana da Saúde (Opas), Organização Mundial da Saúde (OMS). Alerta Epidemiológico Complicações e sequelas da COVID-19. 12 ago. 2020. Washington, D.C.: PAHO/WHO; 2020.

6 Nestler EJ, Barrot M, DiLeone RJ, Eisch AJ, Gold SJ, Monteggia LM. Neurobiology of depression. Neuron. 2002;34(1):13-25.

7 Vilela LHM. Relação da depressão com os eixos hipotálamo-hipófise-adrenal, hipotálamo-hipófise-tireoide e o estresse precoce. Tese de Doutorado. Faculdade de Medicina de Ribeirão Preto/USP, 2014. Disponível em: http://www.teses.usp.br/teses/disponiveis/17/17148/tde-09122014-152101/publico/LUCIA_DOUTORADO.pdf. Acesso em: 22 nov. 2023.

8 Simonetti A. A angústia e a ansiedade na psicopatologia fundamental. Dissertação (Mestrado em Psicologia) – Pontifícia Universidade Católica de São Paulo. São Paulo, 2011. 165 f. Disponível em: https://tede2.pucsp.br/handle/handle/15010. Acesso em: 22 nov. 2023.

9 American Psychiatric Association (APA). Manual de Diagnóstico e Estatística de Distúrbios Mentais – DSM-V. Barueri, SP: Manole; 2011.

10 GUSMÃO, Daniella Patrycia Farias de Oliveira. Dificuldade de Aprendizagem e Deficiência Intelectual: o Papel da Neuropsicologia Diante da Obrigatoriedade da Educação Inclusiva. Psicologado, [S.I.]. (2020). Disponível em: https://psicologado.com.br/neuropsicologia/dificuldade-de-aprendizagem-e-deficiencia-intelectual-o-papel--da-neuropsicologia-diante-da-obrigatoriedade-da-educacao-inclusiva . Acesso em 27 Set 2020.

11 Maso JS, Glazer R, Schewinsky SR, Achette D. Lidando com traumas, perdas e expectativas ao longo do processo de reabilitação. *In:* Brito CMM, Salles IC, Yamaguti WPS, Battistella LR. A reabilitação hospitalar: manual do Hospital Sírio-Libanês. Barueri, SP: Manole; 2020.

12 Selye H. A syndrome produced by diverse nocuous agents. Nature 138. 1936;32:3479.

13 Selye H. A syndrome produced by diverse nocuous agents. Nature 138(3479, July 4):32, 1936.

14 VASCONCELLOS, Esdras Guerreiro; "Stress, coping, burnout, resiliência: troncos da mesma raiz", p. 285-295. In: A psicologia social e a questão do hífen. São Paulo: Blucher, 2017. ISBN: 9788580392357, DOI 10.5151/9788580392357-20.

15 Guraya SY. The usage of social networking sites by medical students for educational purposes: a meta-analysis and systematic review. North Am J Med Sci. 2016;8:268-78.

16 Fotuhi M, Mian A, Meysami S, Raji CA. Neurobiology of COVID-19. J Alzheimers Dis. 2020;76(1):3-19.

17 CAIXETA L. Demências. São Paulo: Lemos Editorial; 2004.

18 Dixit S, Tedla JS. Effectiveness of robotics in improving upper extremity functions among people with neurological dysfunction: A Systematic Review. Int J Neurosci. 2019;129:369.

19 Cabreira V, Massano J. Doença de Parkinson: Revisão Clínica e Atualização. Acta Med Port. 2019;32(10):661-70. Portuguese.

20 Mattos EBT, Kovács MJ. Doença de Alzheimer: a experiência única de cuidadores familiares. Psicologia USP. 2020;31:e180023.

21 VALENTIN L.S.S. et al. O uso do jogo digital MentalPlus para avaliação e reabilitação da função cognitiva após remissão dos sintomas da COVID- 19 INCOR, São Paulo, 2021.

22 de Erausquin GA, Snyder H, Carrillo M, Hosseini AA, Brugha TS, Seshadri S; CNS SARS-CoV-2 Consortium. The chronic neuropsychiatric sequelae of COVID-19: The need for a prospective study of viral impact on brain functioning. Alzheimers Dement. 2021;17(6):1056-65.

23 Crunfli F, Carregari VC, Veras FP, Vendramini PH, Valença AGF, Antunes ASLM et al. SARS-CoV-2 infects brain astrocytes of COVID-19 patients and impairs neuronal viability. Proceedings of the National Academy of Sciences. doi: 10.1073/pnas.2200960119

24 Lefèvre BH. Neuropsicologia Infantil. São Paulo: Sarvier; 1989.

25 Sebastiani RW, Fongaro MLH. Roteiro de avaliação psicológica aplicada ao hospital geral. *In*: Angerami VA. E a Psicologia entrou no Hospital. Belo Horizonte: Artesã; 2017:11-110.

26 SARMENTO A.L.R., BERTOLUCCI P.H.F. e WAJMAN J.R.: Moca - versão experimental Brasileira, UNIFESP, São Paulo, 2007.

27 BRUCKI, Sonia M. D.; NITRINI, Ricardo; CARAMELLI, Paulo; BERTOLUCCI, Paulo H. F.; OKAMOTO, Ivan H. Sugestões para o uso do mini-exame do estado mental no Brasil. Arquivos de Neuro-Psiquiatria, São Paulo, 2003.

28 FONSECA, R.P.; SALLES, J.F.; PARENTE, M.A.M.P. Instrumento de Avaliação Neuropsicológica Breve Neupsilin. Porto Alegre, Brasil: Vetor, 2009.

29 STRAUSS; SHERMAN; SPREEN, adaptação José Maria Montiel e Alessandra Gotuzo Seabra: Teste de Trilhas Parte A e B, Memnon Edições Científicas Ltda, 2012.

30 WECHSLER, D. (1987). Wechsler Memory Scale - Revised: Manual.San Antonio, TX: Psychological Corporation, adaptação Martins, M. R., Bolognani, S. A. P., Pompéia, S., Bueno, O. F. A. & Miranda, M. C.

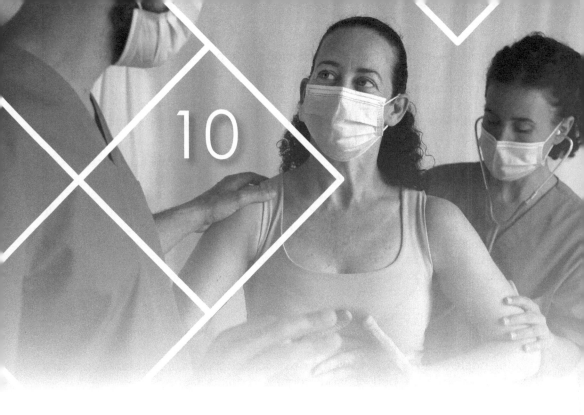

Grupo de Apoio e Orientação às Pessoas com Prejuízos Cognitivos Decorrentes da Covid-19

Vinícius M. N. Veiga
Isabela M. P. de Oliveira
Thayná Marcella G. de Souza
Simone F. Fuso

Introdução

A pandemia de SARS-Cov-2 iniciada em 2020 trouxe mudanças diretas nas vidas das pessoas, ameaçando a estabilidade, a segurança e a saúde delas. O isolamento social e a perda da liberdade e da previsibilidade em relação ao futuro fizeram com que diversos desafios se impusessem à população. Inicialmente, sem previsão de melhora do quadro, a mudança no cotidiano passou a exigir resiliência dos indivíduos de todas as faixas etárias, afetando a sociedade como um todo. O luto pandêmico e suas peculiaridades, gerando uma sensação de vida interrompida e um sentimento de impotência, implicaram em respostas fisiológicas, emocionais, cognitivas, comportamentais e culturais na população mundial, independentemente do acometimento por Covid-19.[1] No entanto, o impacto da doença nos indivíduos se apresenta de maneira única e diversificada, podendo comprometer diversos sistemas no organismo e deixar sequelas distintas a serem enfrentadas.

No âmbito da neuropsicologia e da psicologia, Arenivas *et al.*[2] mostram que pacientes que tiveram Covid-19 podem apresentar comprometimento do Sistema Nervoso Central (SNC), além de outros efeitos neurológicos, e alguns possíveis impactos cognitivos: alteração de consciência, desorientação e confusão mental, além de sintomas de estresse pós-traumático em pacientes hospitalizados e sintomas depressivos em pacientes recentemente recuperados. O estudo evidencia a necessidade de acompanhamento neuropsicológico de pacientes durante o período de infecção e após sua recuperação. Outro estudo encontrou evidências de prejuízo de memória, atenção e funções executivas decorrentes da infecção.[3]

Os principais sintomas associados às alterações no SNC são perda do olfato (anosmia), alteração do paladar (ageusia), perda de coordenação motora (ataxia), dor de cabeça, náusea, tontura, perda de consciência ou confusão intermitentes, aceleração ou agravamento de déficits cognitivos pré-existentes, perda do controle respiratório e perturbação progressiva da cognição.[4]

A partir da demanda de prejuízos cognitivos e mudanças psicossociais, foi criado o Grupo de Apoio e Orientação às Pessoas com Prejuízos Cognitivos Decorrentes da Covid-19, que teve como objetivo a estruturação de um espaço de acolhimento e orientação de pessoas que passaram pela infecção da Covid-19 e apresentaram alguma queixa de prejuízo cognitivo em decorrência da doença.

Proposta

O Serviço-Escola da Universidade Presbiteriana Mackenzie, vinculado ao Curso de Psicologia do Centro de Ciências Biológicas e da Saúde, oferece à comunidade gratuitamente diversas modalidades de atendimento psicológico visando ao desenvolvimento de propostas de promoção, prevenção e cuidado psicológico. Realiza-se, anualmente, o atendimento de cerca de 1.000 usuários em sua Clínica Psicológica "Alvino Augusto de Sá", por meio dos estágios específicos de alunos do curso de Psicologia, supervisionados por orientadores das diversas abordagens ou a partir de projetos de extensão universitária.

O atendimento remoto em Psicologia foi regulamentado em 2018,[5] porém foi no período de pandemia que essa modalidade se tornou popular e, mais que isso, apresentou-se como a única alternativa de método de trabalho para profissionais e estudantes da área. Embora o atendimento em psicoterapia tenha sido autorizado, poucos testes psicológicos e neuropsicológicos foram padronizados e validados para aplicação nesta modalidade.[5] Assim, as avaliações neuropsicológicas foram impossibilitadas e alternativas de atendimento e suporte à população que apresentava demanda de prejuízo cognitivo tiveram que ser desenvolvidas. Nesse contexto, foi proposto o Grupo de Apoio e Orientação às Pessoas com Prejuízos

Cognitivos da Covid-19 dentro da modalidade de estágio específico em Avaliação e Intervenção em Neuropsicologia.

A proposta visou criar um espaço de compartilhamento de experiências e acolhimento, além de fornecer informações científicas sobre a doença aos participantes, bem como a realização de um rastreio de funções cognitivas e fornecimento de estratégias de reabilitação que se encaixassem no cotidiano dos pacientes.

Formato dos encontros

Por conta da pandemia de Covid-19, a realização do grupo ocorreu de forma remota. Para captação de participantes, foi elaborado um *folder* informativo, divulgado pelos estagiários e pela clínica do Serviço-Escola em *site* da UPM. A inscrição se realizou por um formulário na plataforma Google Forms. Nesse formulário, os pacientes forneceram informações sociodemográficas, assim como condições e sintomas da doença. Foi enviado aos inscritos um *link* para participação nos encontros, com duração de 1h30, que ocorreram por meio da plataforma Google Meet.

A elaboração dos encontros foi organizada para abordar os seguintes tópicos: acolhimento e escuta, trabalho psicoeducacional, avaliação de rastreio cognitivo e estratégias de recuperação e compensação. Dessa forma, os quatro encontros da primeira edição do grupo, e os cinco da edição subsequente, foram administrados para contemplar cada uma dessas atividades.

Ao longo de 2021, foram realizados 2 grupos de pacientes, sendo o primeiro ocorrido em maio e o segundo, em outubro. O primeiro grupo contou com quatro encontros e o segundo, com cinco encontros. A estrutura dos encontros está representada na Figura 10.1.

	Encontro 1	Encontro 2	Encontro 3	Encontro 4	Encontro 5
Atividade 1	Apresentação do grupo				
Atividade 2	Roda de conversa				
Atividade 3		Aplicação de testes e escalas			
Atividade 4			Palestra prejuízos cognitivos da Covid-19		
Atividade 5				Discutir estratégias de intervenção	
Atividade 6				Discutir resultados	
Atividade 7					Encerramento

Figura 10.1 – Cronograma de atividades dos encontros.

Fonte: Desenvolvida pela autoria.

▶ **Atividade 1**: apresentação dos objetivos do grupo, bem como a de seus participantes e estagiários. O acolhimento e a escuta foram feitos para conhecer melhor os participantes, compreender suas queixas e permiti-los transitar por um espaço no qual compartilhavam essa experiência com outros pacientes.

▶ **Atividade 2**: roda de conversa para compartilhamento das experiências com a Covid-19 e esclarecimento de suas demandas.

▶ **Atividade 3:** aplicação de instrumentos e escalas, que foi realizada por meio de um questionário do Google Forms. Os instrumentos utilizados foram de rastreio de funcionamento cognitivo, humor, ansiedade, depressão e qualidade de vida e se seguem na Tabela 10.1.

Tabela 10.1 – Instrumentos e escalas utilizados.

Instrumento	Função avaliada	Descrição
World Health Organization Quality of Live (WHOQOL-brief)[I]	Qualidade de vida	O teste WHOQOL-brief é uma versão reduzida do instrumento WHOQOL-100, sendo composto por 26 questões, que abrangem quatro domínios: Domínio Físico, Domínio Psicológico, Domínio das Relações Pessoais e Domínio do Meio Ambiente.
Depression, Anxiety and Stress Scale- 21 (DASS-21)[II]	Depressão, ansiedade e estresse	Escala de autorrelato, com 21 questões respondidas através de uma escala Likert de 0 (não se aplicou de maneira nenhuma) a 3 (aplicou-se muito ou na maioria do tempo). O resultado envolve um escore para cada um dos três construtos, assim como um escore total.
Prospective and Retrospective Memory Questionnaire (PRMQ)[III]	Memória episódica prospectiva e retrospectiva	Escala de autorrelato que avalia a memória geral, a memória prospectiva (capacidade de se recordar de eventos futuros) e memória retrospectiva (capacidade de recordar eventos passados). Composta por 16 situações cotidianas em que o respondente se situa em uma escala Likert de 1 (nunca) a 5 (quase sempre).
Adult Self-Report Scale (ASR-18)[IV]	Atenção	Avalia sintomas e sinais sugestivos de Transtorno de Déficit de Atenção e Hiperatividade (TDAH) em adultos. Discrimina itens para desatenção e hiperatividade. Composta por 18 situações cotidianas respondidas em uma escala Likert de 0 (nunca) a 4 (muito frequentemente).
Functional Assessment Chronic Illness Therapy Fatigue Scale (FACIT-F)[V]	Fadiga	Avalia fadiga física (ex.: sensação de cansaço), fadiga funcional (ex.: dificuldade em finalizar tarefas), fadiga emocional (ex.: frustração) e consequências sociais da fadiga (ex.: limitação da vida social). A escala conta com 13 itens que devem ser respondidos em nível de intensidade em uma escala tipo Likert numerada de 0 (nem um pouco) a 5 (muitíssimo).

Referências dos instrumentos:
I.   Fleck MPA, Louzada S, Xavier M, Chachamovich E, Vieira G, Santos L et al. Aplicação da versão em português do instrumento abreviado de avaliação da qualidade de vida "WHOQOL-bref." Rev Saude Publica. 2000;34(2):178-83.
II. Martins BG, da Silva WR, Maroco J, Campos JADB. Escala de Depressão, Ansiedade e Estresse: propriedades psicométricas e prevalência das afetividades. J Bras Psiquiatr. 2019;68(1):32-41.
III. Benites D, Gomes WB. Tradução, adaptação e validação preliminar do Prospective and Retrospective Memory Questionnaire (PRMQ). Psico-USF. 2007;45-54.
IV. Mattos P, Segenreich D, Saboya E, Louzã M, Dias G, Romano M. Transcultural adaptation of the Adult Self-Report Scale into portuguese for evaluation of adult attention-deficit/ hyperactivity disorder (ADHD). Arch Clin Psychiatry (São Paulo). 2006;33(4):188-94.
V.   Ishikawa NM. Validação do fact-f no Brasil e avaliação da fadiga e qualidade de vida em mulheres. Tese de Doutorado – Tocoginecologia. Universidade de Campinas; 2009. Disponível em: https://doi.org/10.47749/T/UNICAMP.2009.435964

Fonte: Desenvolvia pela autoria.

- **Atividade 4:** a atividade de psicoeducação, teve como objetivo fornecer informações aos pacientes sobre a Covid-19 e seus possíveis impactos cognitivos. Para tal, foi preparada uma apresentação que tratou das formas de transmissão do vírus, como o vírus se liga e se reproduz nas células, quais são os principais sistemas afetados no corpo, breve conceituação da organização do SNC e sua relação com o comportamento e a cognição, e quais são os diferentes processos relacionados à doença associados aos prejuízos na cognição. Além disso, foram explicados o que seriam problemas de memória, atenção, concentração e funções executivas, e por que é importante intervi-los. Ao final, foi aberto um espaço para dúvidas e colocações dos participantes.

- **Atividade 5:** apresentação de estratégias de reabilitação para os pacientes, visando às demandas trazidas e às funções cognitivas afetadas pela Covid-19. Para tal, foi feita uma apresentação interativa sobre o tema, com propostas de atividades que pudessem ser realizadas cotidianamente pelos pacientes a fim de treinar e potencializar suas funções cognitivas.

As estratégias de treino e compensação dos prejuízos de memória foram baseadas no método PQRST (Prever, Questionar, Reler, Sintetizar e Testar) de Miotto,[6] além de medidas compensatórias auxiliares como o uso de lembrete no telefone celular, uso de lembretes físicos como *post-it*, quadros de anotações, agendas, consulta a familiares para checar informações e outras. Para exercitar a capacidade atencional foram sugeridas atividades como livros de charadas e adivinhações, caça-palavras, jogos como "Uno" e "Can--can", lavar louças e conversar, dirigir e descrever o caminho e quebra-cabeças com grande número de peças.

Para estimular e treinar as funções executivas, foi sugerido o Treinamento de Gerenciamento de Metas[6] descrito na Figura 2, além de medidas compensatórias auxiliares como avaliação de prioridade das atividades, organizar a rotina e utilizar uma agenda de celular ou de papel.

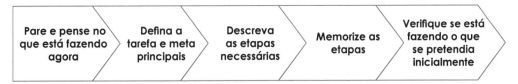

Figura 10.2 – Método Treinamento de Gerenciamento de Metas.
Fonte: Desenvolvido pela autoria.

- **Atividade 6:** compartilhamento dos resultados das escalas e dos questionários e discussão com os participantes para validar as percepções.

- **Atividade 7:** encerramento com uma roda de conversa, em que os participantes pudessem compartilhar suas percepções sobre o trabalho desenvolvido no grupo.

Resultados

O grupo, nas suas duas edições, teve um total de oito participantes. A análise do estado geral dos participantes foi feita por meio do estudo qualitativo de seus relatos e da interpretação dos resultados das escalas de rastreio aplicadas.

As queixas mais recorrentes foram relacionadas à memória e fadiga. Nos relatos, pelo menos quatro participantes indicaram queixas subjetivas de memória no pós-alta da Covid-19, embora apenas três deles apresentaram índices significativos de prejuízo mnemônico tanto em memória prospectiva quanto em memória retrospectiva. Nesse sentido, houve um relato de sequelas de memória com impacto funcional no trabalho. Quanto à atenção, dois participantes apresentaram escores significativos em desatenção sendo que um deles obteve adicionalmente pontuação significativa para hiperatividade. Segundo um levantamento com grande número de pacientes recuperados, os dados do estudo corroboram as queixas frequentemente relacionadas à Covid longa, como problemas de concentração e dificuldade em encontrar a palavra certa,[7] queixas as quais se fizeram muito frequentes durante a condução dos grupos.

A partir das informações coletadas nos relatos dos participantes e nas escalas, é possível reportar que todos os participantes relataram sentir algum grau de fadiga, o que se confirmou com escores significativos nesta escala. Fadiga crônica é um sintoma comum na fase pós-Covid.[3] A presença de fadiga, associada às dificuldades nas habilidades motoras, relatadas em estudo,[3] justificam os escores mais baixos apresentados no domínio físico de qualidade de vida. Prejuízos motores foram relatados por mais de um participante.

Nos resultados gerais de qualidade de vida, parte dos participantes indicaram em seus relatos que houve uma perda no pós-infecção, porém a maioria obteve um escore de qualidade de vida regular, apresentando nível relativamente pior em alguns domínios específicos, como no domínio físico, como já mencionado, e no domínio psicológico.

Em relação ao estado psicológico, foram observadas alterações em duas participantes que apresentaram pontuações significativas para depressão leve, ansiedade e estresse considerados graves, enquanto outra participante apresentou ansiedade leve e estresse grave. O restante dos participantes apresentou pontuações não significativas para as três medidas. Segundo a literatura, é comum os pacientes desenvolverem quadros de estresse pós-traumático relacionados à experiência da infecção, e tornarem-se mais vulneráveis ao desenvolvimento primário, recaída ou agravamento da condição pré-existente de outros transtornos mentais, como a depressão e a ansiedade.[8] O próprio impacto dos comprometimentos cognitivos na vida diária pode repercutir na manifestação e gravidade dos sintomas de depressão e ansiedade, e esses, reciprocamente, impactam negativamente na *performance* cognitiva e na capacidade de se engajar em tratamentos e novas estratégias de recuperação das funções prejudicadas.[3]

Quanto à magnitude da gravidade da doença foi observado que, dentre os participantes, houve um caso de longa internação na Unidade de Tratamento Intensivo (UTI), com ocorrência de delirium e prejuízos generalizados na cognição. Também se presenciou uma ocorrência de reinfecção antes da vacinação, a qual apresentou agravamento dos sintomas pós-alta e ocorrência de convulsões sem histórico médico prévio. Nesse sentido, Hampshire et al.[7], que avaliaram a cognição de 81.337 pacientes recuperados da Covid-19 por meio de uma bateria de testes on-line, relataram que os sintomas da Covid longa estão associados a prejuízos cognitivos significativos, e que a gravidade dos prejuízos está relacionada ao nível de necessidade de assistência médica e ao grau dos sintomas respiratórios, mesmo nas manifestações leves. Tanquet et al.[8] também ressaltam que o nível de hospitalização está associado à prevalência de problemas neurológicos e psiquiátricos após a alta.

Esses achados convergem com a experiência do grupo, uma vez que os participantes que enfrentaram manifestações mais graves da doença apresentaram maiores déficits, assim como um número maior de domínios cognitivos prejudicados. Outra informação importante foi que mesmo as manifestações brandas da Covid-19 não eximiram os pacientes de experienciarem queixas cognitivas objetivas. Em síntese, a melhor forma de precaver a população de prejuízos cognitivos incapacitantes da Covid-19 é prevenindo-a das manifestações graves da doença e da hospitalização.

Conclusão

Em face da necessidade de atendimento dos indivíduos acometidos pela Covid-19, do estudo das consequências psicológicas e neuropsicólogicas nesses indivíduos, assim como da formação de profissionais aptos para atender essa nova demanda emergente, foi proposta uma forma de atendimento dentro do Serviço-Escola da UPM. Dentro das limitações impostas pelo distanciamento social, que impediu a utilização de diversos instrumentos de avaliação presencial, foi criada uma maneira de acolher, avaliar e orientar pessoas que, tendo sido infectadas pela Covid-19, apresentaram queixas de prejuízos cognitivos, perda de qualidade de vida e impactos funcionais em suas atividades cotidianas.

É necessário salientar que as escalas empregadas neste trabalho constituem instrumentos de rastreio, e seus resultados podem ser interpretados como indicativo de relevância para uma avaliação mais pormenorizada, que foi impossibilitada de ser realizada no momento em decorrência do distanciamento social. Em momento subsequente, há a necessidade de avaliação e acompanhamento neuropsicológico e psicológico.

Iniciativas desse tipo refletem a necessidade de se criar uma rede de assistência capacitada a atender essas pessoas, desde o acolhimento à intervenção, passando pela psicoeducação dos pacientes, familiares e sociedade em geral. O atendimento em grupo, além de propiciar uma rede de apoio, mostra-se uma maneira eficaz de oferecer suporte a um maior número de pessoas.

Pontos-chave

A infecção pelo vírus SARS-CoV-2 pode acarretar prejuízos cognitivos em memória, atenção e funções executivas, além de sintomas psiquiátricos e neurológicos.

Com o isolamento social, fizeram-se necessárias adaptações para prover suporte psicológico e neuropsicológico à população de maneira remota.

A administração de acolhimento, trabalho psicoeducacional, avaliação e rastreio cognitivo e estratégias de recuperação e compensação se fizeram relevantes para a orientação e foram bem recebidas pelos integrantes dos grupos.

A partir dos relatos de casos e da análise das escalas, concluiu-se que os principais sintomas do pós-Covid trazidos como queixas pelo grupo foram em memória, fadiga e qualidade de vida.

Os principais prejuízos cognitivos relacionados à Covid longa, como problemas de memória, concentração, fadiga, habilidades motoras e dificuldade de encontrar a palavra certa foram relatados durante os grupos e corroborada sua relevância clínica por achados na literatura científica.

O nível de hospitalização e de assistência médica requeridos durante a Covid-19 são bons preditores do grau e extensão das queixas cognitivas, psiquiátricas e neurológicas que podem acometer os pacientes.

Referências

1. Gonçalves M, Oliveira MA, Pinheiro AP. Do Isolamento social ao crescimento pessoal: reflexões sobre o impacto psicossocial da pandemia. Gaz Médica. 2020;7:151-5.

2. Arenivas A, Carter KR, Harik LM, Hays KM. COVID-19 neuropsychological factors and considerations within the acute physical medicine and rehabilitation setting. Brain Inj. 2020;34(8):1136-7.

3. Miskowiak KW, Johnsen S, Sattler SM, Nielsen S, Kunalan K, Rungby J et al. Cognitive impairments four months after COVID-19 hospital discharge: Pattern, severity, and association with illness variables. Eur Neuropsychopharmacol. 2021;46:39-48.

4. Lukiw WJ, Pogue A, Hill JM. SARS-CoV-2 Infectivity and Neurological Targets in the Brain. Cell Mol Neurobiol. 2020;(0123456789).

5. Conselho Federal de Psicologia (CFP). Cartilha de boas práticas para avaliação psicológica em contextos de pandemia. Brasília, DF: CFP; 2020.

6. Miotto EC. Reabilitação neuropsicológica e intervenções comportamentais. 1. ed. Rio de Janeiro: Roca; 2015.

7. Hampshire A, Trender W, Chamberlain SR, Jolly AE, Grant JE, Patrick F et al. Cognitive deficits in people who have recovered from COVID-19. EClinicalMedicine. 2021;39:101044.

8. Taquet M, Geddes JR, Husain M, Luciano S, Harrison PJ. 6-month neurological and psychiatric outcomes in 236.379 survivors of COVID-19: a retrospective cohort study using electronic health records. Lancet Psychiatry. 2021;8(5):416-27.

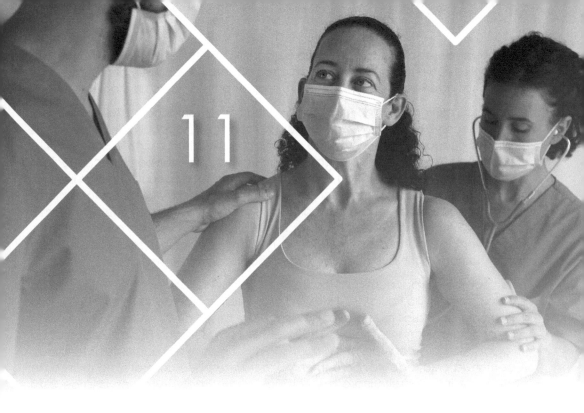

Princípios Médicos para Reabilitação Global Pós-Covid

Moisés da Cunha Lima

Medicina Física e Reabilitação

O novo coronavírus surgiu no final de 2019 em Wuhan, na China, e rapidamente se espalhou pelo mundo, causando uma pandemia global com graves consequências para a saúde do indivíduo e para a economia mundial. A infecção causada pela SARS-CoV-2 se apresenta como uma doença primordialmente respiratória, que não raramente evolui para síndrome respiratória grave e disfunção em múltiplos órgãos, com necessidade de cuidados em Unidades de Terapia Intensiva (UTI). Essa enfermidade demonstrou-se uma "bomba atômica imunológica" frequentemente associada a sequelas, implicando um grande custo financeiro e a necessidade de uma abordagem mais holística, multi e interprofissional para reintegração do indivíduo à sociedade. Nesse contexto, destaca-

-se o papel da reabilitação no sentido de obter os melhores resultados em matéria de participação e retorno do indivíduo à sociedade, utilizando-se os recursos adequados nas diversas fases do tratamento e acompanhamento do paciente.

Segundo a Organização Mundial de Saúde (OMS), reabilitação é "o uso de todos os meios necessários para reduzir o impacto da condição incapacitante e permitir aos indivíduos incapacitados a obtenção de uma completa integração".[1] Por sua vez, o principal objetivo da Medicina Física e Reabilitação é otimizar a participação social e a qualidade de vida e tem cinco caminhos efetivos: tratar a doença, reduzir a incapacidade, prevenir e tratar complicações, melhorar função e atividade e capacitar para o retorno à sociedade.[1] Tendo esses caminhos em mente, observa-se que a pandemia da Covid-19 trouxe novos desafios para a reabilitação, uma vez que a infecção pelo vírus e o tempo prolongado de internação, nos casos mais graves, trouxe aumento da demanda para os serviços de saúde e para sociedade como um todo.

No combate à pandemia, o Hospital das Clínicas da Faculdade de Medicina da Universidade de São Paulo (HC-FMUSP) disponibilizou cerca de 300 leitos de UTI para tratamento dos casos mais graves de Covid-19 e cerca de 900 leitos de enfermaria para os pacientes menos graves. A interconsulta em Medicina Física e Reabilitação foi acionada para dar suporte à progressão de cuidados aos pacientes internados. A demanda pela reabilitação aumentou, como se pode constatar no gráfico de pedidos de interconsulta para a Medicina Física e Reabilitação no ano de 2020 (Gráfico 11.1). O número de pedidos de interconsulta passou de uma média de 50 pedidos de avaliação por mês para 131 pedidos por mês.

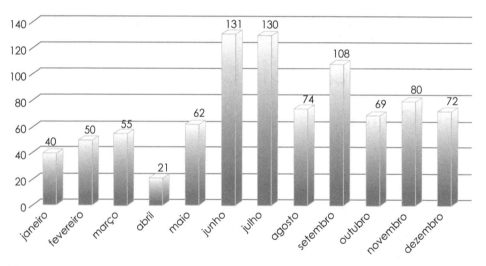

Gráfico 11.1 – Interconsulta de Fisiatria no HC-FMUSP em 2020.
Fonte: Desenvolvido pela autoria.

Uma ação integrada, com os médicos assistentes tendo consciência e dando importância ao processo reabilitacional desde a fase aguda, diminui o tempo de internação e a quantidade de déficits do paciente, o que gera um desfecho mais favorável e melhor qualidade de vida. Em um trabalho interdisciplinar, o médico clínico, ao se deparar com um paciente que necessita de reabilitação, precisa saber que as ações dos diversos profissionais devem estar integradas para otimizar os recursos e obter os melhores resultados.

Para isso, deve atentar para os fatores que trazem o melhor resultado reabilitacional nas diversas fases: fase "pré-Covid", fase aguda/subaguda e fase crônica (síndrome pós-Covid).

Fase pré-Covid

Diversos trabalhos na literatura identificam os possíveis fatores de risco para a gravidade dos casos de Covid-19. Os profissionais de saúde que atendem a população em geral, em consultas habituais (de rotina), devem alertar seus pacientes para os possíveis fatores de risco para um desfecho desfavorável da Covid-19 com o objetivo de propor mudanças comportamentais. Além das características basais individuais, alguns trabalhos atentam para o fato de que, com as próprias restrições no combate à pandemia, como quarentenas, distanciamento social, isolamento e limitações de viagens/deslocamentos, há uma piora na qualidade de vida, que pode contribuir para um desfecho desfavorável se houver contaminação: diminuição de atividade física, maior tempo em casa confinado, aumento de ansiedade/depressão, alimentação inadequada, diminuição de exposição solar, entre outros, trazendo alterações no longo prazo, com prejuízos à imunidade, perda de massa muscular e obesidade.[2]

Sabendo-se dos fatores de risco para complicações modificáveis e não modificáveis, deve-se ajudar na abordagem aos mesmos.

Pessoas idosas, principalmente acima de 80 anos, homens, asiáticos, obesos e sedentários no último ano têm aumento importante de morbimortalidade. Em um trabalho, verificou-se que a falta de atividade física no ano anterior ao Covid-19 aumentou em 2,3 vezes a chance de hospitalização e 2,5 vezes a mortalidade.[3]

Sedentarismo, obesidade, tabagismo, hipertensão, diabetes descompensado, entre outros, são fatores de risco modificáveis com mudança de estilo de vida (reeducação alimentar, início de atividade física regular) e, com controle adequado das doenças de base, hábitos adequados que devem ser incentivados. Os pacientes com fatores não modificáveis (pacientes com doenças de base, como doenças renais, câncer, transplantados, doenças cardiovasculares) devem ser alertados para redobrar cuidados e aumentar a proteção contra a Covid-19: uso de máscaras adequadas, evitar saídas, contatos desnecessários e aglomerações.

A abordagem para mudança de estilo de vida deve ser realizada em toda consulta/contato com pacientes pelo sistema de saúde habitual e os controles de doenças crônicas devem ser realizados. A atividade física, mesmo durante a quarentena, pode e deve ser estimulada pensando em seu possível fator protetor para a imunidade, condicionamento cardiovascular e combate à sarcopenia e fraqueza muscular.

Fase aguda

Profissionais de saúde especialistas em reabilitação, atuando na fase aguda da Covid-19, podem trazer grandes benefícios para o paciente e para o sistema de saúde como um todo por conta dos seguintes fatores: melhores resultados de saúde e funcionalidade, facilitação de alta precoce e redução do risco de reinternação.[4]

Em um levantamento nos Estados Unidos,[5] com 126.137 pacientes com Covid-19 internados entre março e julho de 2020, verificou-se que 15% deles faleceram durante a internação; dos sobreviventes, 9% foram readmitidos no mesmo hospital cerca de dois meses após a alta, sendo 1,6% mais de uma vez. Em relação aos readmitidos, cerca de 60% receberam alta sem necessidade de cuidados mais intensivos, 15% foram transferidos para hospitais de reabilitação, 10% foram para *home care*, 4% para hospitais de cuidados paliativos e 4% para cuidados continuados. Dos pacientes readmitidos, menos de 0,1% faleceu durante a readmissão. As complicações mais comuns foram circulatórias, respiratórias, digestivas, sepse, pneumonia, insuficiência cardíaca, episódios trombóticos, distúrbios psiquiátricos e quedas, entre outros.

Os fatores de risco para reinternação incluíram idade superior a 65 anos, condições crônicas, hospitalizações prévias três meses antes do caso de Covid-19 e alta para hospitais de cuidados ou *home care*.

Percebe-se, portanto, a necessidade de um cuidado atento, com pensamento reabilitacional na fase aguda para tentar evitar complicações e diminuir sequelas no longo prazo, com uma melhor continuidade de cuidados e possível diminuição de reinternações.

Fase aguda/subaguda em UTI

A ventilação mecânica por mais de 48 horas aumenta o imobilismo do paciente, com risco importante de atrofias musculares e tendíneas, tromboses, inabilidade de responder aos comandos verbais e de participar da reabilitação. Ao sair do ventilador, o paciente pode apresentar *delirium*, desorientação, risco de atrofias por mobilidade reduzida, trombose venosa e desconforto respiratório. O tempo prolongado em uma mesma posição pode ocasionar lesões por pressão, que dificultam sobremaneira o manejo do paciente a longo prazo na reabilitação. A fraqueza muscular adquirida na UTI é uma condição que pode chegar a 60% dos pacientes com síndrome respiratória aguda grave.[6] Com base nessas complicações e nas consequências da Covid-19, foram definidos os principais alvos da reabilitação na fase aguda/subaguda da doença na UTI:[4]

▶ Função pulmonar prejudicada;

▶ Descondicionamento físico e fraqueza muscular;

▶ Confusão mental (delirium) e outras deficiências cognitivas;

▶ Dificuldades de deglutição e comunicação; e

▶ Transtornos de saúde mental e necessidades de apoio psicossocial.

A reabilitação na fase aguda é pensada para minimizar os efeitos da fraqueza muscular adquirida na UTI, assim como as limitações funcionais, fadiga persistente, disfunções respiratórias e sintomas neurológicos.

Quando possível, estão indicados a mobilização precoce passiva e ativa, sedestação, trocas posturais, ortostatismo e deambulação, cicloergômetro beira-leito e estimulação elétrica neuromuscular.

Um cuidado integrado com foco na reabilitação na fase aguda prepara o paciente para enfrentar a fase crônica da Covid-19 (síndrome pós-Covid).

Fase Crônica (pós-Covid)

Casos graves de Covid-19 e a síndrome pós-Covid trazem muitas dificuldades e consequências graves para o indivíduo, tanto pela ação do vírus em si quanto pelo tratamento e sua duração. A reabilitação começa na fase mais aguda e contínua enquanto o paciente apresentar demandas e necessidades.

As queixas dos pacientes não devem ser negligenciadas, uma vez que a doença é nova, a pandemia ainda está em curso e o mecanismo da doença e as consequências no longo prazo ainda estão sendo estudadas.

É importante usar medidas de avaliação funcional para realizar um comparativo pré e pós-reabilitação. Nesse sentido, a ferramenta mais utilizada por centros de excelência mundial é a Medida de Independência Funcional (MIF), que, com 18 itens, caracteriza a dependência da pessoa em realizar atividades básicas de vida diária (ABVDs) e atividades instrumentais de vida diária (AIVDS). Com ela, o paciente é classificado na forma como realizada cada tarefa das ABVDs e AIVDs: se tem independência completa, independência modificada, se há supervisão ou se necessita de auxílio mínimo, médio, máximo ou total (7 itens).

Especificamente para a Covid-19, foi criada a ferramenta de avaliação Estado Funcional Pós-Covid (Figura 11.1), que ranqueia a funcionalidade do paciente em cinco classificações. Seu objetivo é identificar pontos necessários a serem melhorados e apontar se o tratamento foi efetivo.[7]

O médico, ao receber o paciente, deve realizar uma história detalhada e com muita atenção às suas queixas para não negligenciar nenhum sinal ou sintoma de uma doença nova ainda em catalogação. Alguns trabalhos já identificaram mais de 50 queixas diversas em pacientes pós-Covid.[8]

Os objetivos gerais em programas de reabilitação interdisciplinar em instituições empenhadas para tal são:

▶ Otimizar recursos a serem empenhados na função e qualidade de vida;

▶ Realizar plano reabilitacional para manejo dos sintomas, contemplando as condições psiquiátricas, pessoais e sociais e suas metas e tratamentos;

▶ Ajudar e direcionar o paciente em relação aos seus sintomas e aos gatilhos (exercícios, comida, menstruação, estresse, medicações);

▶ Lidar com as comorbidades;

▶ Auxiliar nos planos futuros, reinserção social e trabalho.

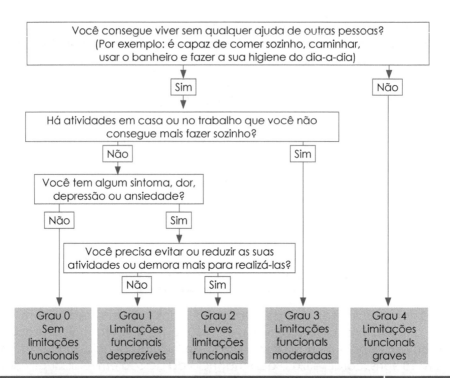

Quanto você está atualmente afetado no dia-a-dia pela COVID 19? Por favor indique qual das seguintes fases a seguir aplica-se mais a você	Grau correspondente na EEfPC
Eu não tenho limitações no meu dia-a-dia e não tenho sintomas, dor, depressão ou ansiedade relacionada a infeção	0
Eu tenho limitações pouco importantes no meu dia-a-dia e posso realizar todas as minhas atividades/tarefas regulares ou necessidade de mais tempo para realizá-las devido aos sintomas, dor, depressão ou ansiedade. Eu sou, entretanto, capaz de realizá-las sem nenhuma ajuda	1
Eu sofro de limitações no meu dia-a-dia conforme eu ocasionalmente necessite evitar ou reduzir atividades/tarefas regulares ou necessidade de mais tempo para realizá-las devido aos sintomas, dor, depressão ou ansiedade. Eu sou, entretanto, capaz de realizá-las sem nenhum ajuda	2
Eu sofro de limitações no meu dia-a-dia e eu não sou capaz de realizar todas as atividades/tarefas regulares devido aos sintomas dor, depressão ou ansiedade. Eu sou, entretanto, capaz de cuidar de mim mesmo sem nenhuma ajuda	3
Eu sofro de graves limitações ne meu dia-a-dia e eu não sou capaz de cuidar de mim mesmo, portanto, sou dependente de outras pessoas devido aos sintomas, dor, depressão ou ansiedade	4

Figura 11.1 – Escala Funcional Pós-Covid (PFCs).
Fonte: Adaptada de https://osf.io/qgpdv/.

Queixas mais frequentes nas sequelas pós-Covid

A síndrome pós-Covid ainda está em avaliação e estudo, e apresenta-se com uma grande quantidade de queixas. Em levantamentos da literatura, alguns trabalhos chegam a relatar mais de 50 sinais, sintomas ou alterações laboratoriais, sendo as mais comuns fadiga, dor de cabeça, distúrbios de atenção, perda de cabelo, falta de ar, dor articular e alterações no sabor e no cheiro.[8] Segundo o guideline NICE,[9] a síndrome pós-Covid consiste de sinais e sintomas que se desenvolvem durante ou após uma infecção consistente de Covid-19 e continua após 12 semanas, sem ser explicada por um diagnóstico alternativo. Já a agência de saúde americana Centers for Disease Control and Prevention (CDC) define a síndrome pós-Covid como qualquer queixa ou distúrbio que persista por mais de quatro semanas após a infecção pelo SARS-CoV2, classificando-a em três subtipos: Covid persistente, sintomas resultantes de danos em múltiplos órgãos e consequências do tratamento ou de hospitalização prolongada.

No longo prazo, a Covid-19 representa um aumento de 60% do risco de morrer em seis meses. Há um maior número de mortes em seis meses em relação à população geral: mais de 8 mortes por 1.000 pacientes; dos hospitalizados, há mais de 29 mortes por 1.000 pacientes. Em relação a doenças apresentadas, cerca de 379 doenças diagnosticadas foram possivelmente relacionadas a Covid-19. Em relação às medicações prescritas, são cerca de 380 classes de medicações prescritas e 62 tipos de testes laboratoriais realizados em seis meses após Covid-19.[10]

Para o manejo da síndrome pós-Covid, as diretrizes preconizam a avaliação inicial com as seguintes condutas:

- ▶ Identificar os sintomas, atentar-se para sintomas pós-Covid em assintomáticos (realizar testagem se houver suspeita);

- ▶ Avaliar cuidadosamente as queixas: fazer escuta atenta e com empatia;

- ▶ Solicitar testes laboratoriais e exames com parcimônia, pois há aumento de achados incidentais, radiação e custos;

- ▶ Adotar abordagem conservadora no período de 4 a 12 semanas;

- ▶ Atentar-se para sintomas de embolia pulmonar, infarto, pericardite, acidente vascular encefálico e insuficiência renal e investigar se houver suspeita;

- ▶ Avaliar a funcionalidade aplicando escalas: Escala Funcional Pós-Covid (Figura 11.1), escala funcional Pós-Covid (PFCs), Medida de Independência Funcional (MIF), TUG (time up and go), teste de 1 minuto sentar-levantar, teste de caminhada de seis minutos, escalas de depressão e estresse;

- ▶ Realizar avaliação cognitiva inicial por rastreio com escalas: Minimental, MOCA (Montreal Cognitive Assessment).

Algumas diretrizes reforçam a necessidade de se criar locais específicos para a reabilitação pós-Covid com o objetivo de centralizar o manejo dos pacientes, evitando fragmentação no cuidado e condutas diversas ou divergentes ("clínicas COVID"). A complexidade no trato desses pacientes justifica seu encaminhamento para centros especializados que tenham equipes interdisciplinares constituídas por médicos especialistas em reabilitação, fisioterapeutas, terapeutas ocupacionais, fonoaudiólogos, nutricionistas, psicólogos, assistentes sociais, enfermeiros de reabilitação, educadores físicos e arteterapeutas. Esses diversos profissionais têm papel fundamental no processo de reabilitação e podem auxiliar conforme as demandas.

O papel do médico, em particular, é manejar as comorbidades e agravos da doença, incluindo os transtornos de humor e dor, identificar as queixas e realizar os diagnósticos diferenciais, coordenar e alinhar as condutas nos centros de reabilitação, revisar as medicações e os procedimentos em reabilitação.

Procedimentos de reabilitação

Dentre os procedimentos comuns na área da reabilitação, estão incluídos o controle de dor com ajustes medicamentosos, agulhamentos a seco, infiltração de pontos-gatilhos, bloqueios anestésicos, acupuntura, bloqueios neuromusculares, infiltrações articulares (viscossuplementação), terapias por ondas de choque nas lesões musculoesqueléticas refratárias ao tratamento convencional e atenuação da espasticidade, quando cabível.

Deve-se atentar que a maioria dos procedimentos ainda carece de comprovação específica para o tratamento das sequelas de Covid-19, baseando-se, muitas vezes, no tratamento de outras doenças ou de sintomas inespecíficos e em dados da literatura sobre outras condições ou doenças e em opiniões/experiência de especialistas. Ao longo do tempo e com novos estudos, os tratamentos mais adequados para queixas mais específicas, focados nos acometimentos específicos da Covid-19, deverão ficar mais estabelecidos.

Retorno à atividade física

Após o processo reabilitacional ou após recuperação pós-Covid, mesmo em pacientes que não tiveram o diagnóstico de síndrome pós-Covid, o retorno ou início de atividade física regular deve ser estimulado, mas alguns preceitos devem ser seguidos.[11] Os pacientes devem retornar à atividade física com pelo menos sete dias livres de sintomas e começar com mínimos esforços por pelo menos duas semanas. Deve ser feito um automonitoramento para avaliar a possibilidade de se avançar na atividade física ou retroceder uma fase. A estratificação de risco deve ser feita em pessoas que tiveram Covid-19. Pacientes com sintomas em curso, Covid grave ou história sugestiva de envolvimento cardíaco necessitam passar com uma avaliação médica mais criteriosa.

Conclusão

A Covid-19 pode trazer graves consequências no longo prazo para a saúde do indivíduo. Cuidados com foco na reabilitação devem ser estabelecidos na fase mais inicial da doença com o objetivo de gerar menos sequelas e permitir a reintegração dos pacientes acometidos no longo prazo o mais precoce à sociedade.

Referências

[1] Gutenbrunner C, Ward AB, Chamberlain MA, Bardot A et al. (2007). White Book on Physical and Rehabilitation Medicine in Europe. Journal of Rehabilitation Medicine 39(SUPPL. 45):1-48.

2 Kirwan R, McCullough D, Butler T, Perez de Heredia F, Davies IG, Stewart C. Sarcopenia during COVID-19 lockdown restrictions: long-term health effects of short-term muscle loss. Geroscience. 2020;42(6):1547-78.

3 Sallis R, Young DR, Tartof SY, Sallis JF, Sall J, Li Q et al. Physical inactivity is associated with a higher risk for severe COVID-19 outcomes: a study in 48 440 adult patients. Br J Sports Med. 2021;55(19):1099-105.

4 OPAS/OMS. Considerações sobre a reabilitação durante o surto de COVID-19. 2020:1-23. Disponível em: https://iris.paho.org/bitstream/handle/10665.2/52103/OPASNMHMHCOVID-19200009_por.pdf?sequence=5&isAllowed=y. Acessado em: 23 nov. 2023.

5 Lavery AM, Preston LE, Ko JY, Chevinsky JR, DeSisto CL, Pennington AF et al. Characteristics of Hospitalized COVID-19 Patients Discharged and Experiencing Same-Hospital Readmission – United States, March-August 2020. MMWR Morb Mortal Wkly Rep. 2020;69(45):1695-9.

6 Burgess LC, Venugopalan L, Badger J, Street T, Alon G, Jarvis JC et al. Effect of neuromuscular electrical stimulation on the recovery of people with COVID-19 admitted to the intensive care unit: A narrative review. J Rehabil Med. 2021;53(3):jrm00164.

7 Klok FA, Boon GJAM, Barco S, Endres M, Geelhoed JJM, Knauss S et al. The Post-COVID-19 Functional Status scale: a tool to measure functional status over time after COVID-19. Eur Respir J. 2020;56(1):2001494.

8 Lopez-Leon S, Wegman-Ostrosky T, Perelman C, Sepulveda R, Rebolledo PA, Cuapio A, Villapol S. More than 50 Long-term effects of COVID-19: a systematic review and meta-analysis. medRxiv. 2021:2021.01.27.21250617. Update in: Sci Rep. 2021;11(1):16144.

9 COVID-19 rapid guideline: managing the long-term effects of COVID-19. 18 Dec. 2020. Disponível em: http://www.nice.org.uk/guidance/ng188. Acessado em: 23 nov. 2023.

10 Al-Aly Z, Xie Y, Bowe B. High-dimensional characterization of post-acute sequelae of COVID-19. Nature. 2021;594(7862):259-64.

11 Salman D, Vishnubala D, Le Feuvre P, Beaney T, Korgaonkar J, Majeed A, McGregor AH. Returning to physical activity after covid-19. BMJ. 2021;372:m4721.

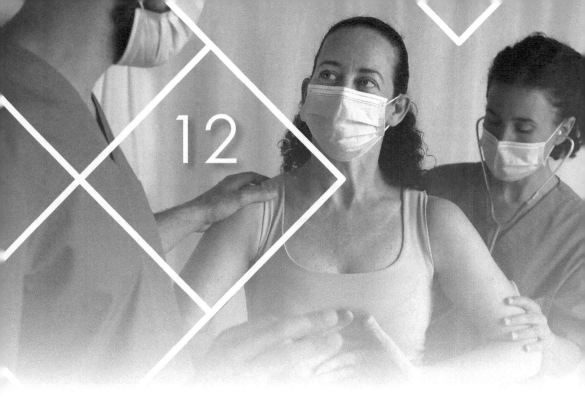

12

O Uso de Técnicas de Estimulação Cerebral Não-invasivas na Reabilitação das Sequelas Neuropsiquiátricas e Cognitivas da Covid-19

Hercílio Barbosa da Silva Júnior

Introdução

Síndrome Respiratória Aguda Severa 2 (SARS-CoV-2), vírus da família coronavírus, é um patógeno altamente infeccioso responsável pelo surgimento da Covid-19, que resultou em uma pandemia global.[1] Até o início de 2022, foram reportados aproximadamente 289 milhões de casos e mais de 5,4 milhões de mortes em todo o mundo.[2] Apesar de ser uma doença predominantemente respiratória, evidências científicas têm mostrado que a Covid-19 também afeta múltiplos sistemas, causando efeitos subagudos e de longo prazo, dentre comorbidades hematológicas, cardiovasculares, neurológicas e neuropsiquiátricas.[3] Pouco ainda se sabe sobre a correlação direta da doença com o Sistema Nervoso Central (SNC), mas seus impactos de longo prazo no cérebro e na função cognitiva dos pacientes sobreviventes são reais e indiscutíveis.[4]

Assim como em outras doenças cerebrais em que os sujeitos apresentam prejuízos cognitivos, pacientes infectados com SARS-CoV-2 podem manifestar um estado de confusão mental, que inclui dificuldades de concentração, memória, linguagem receptiva e/ou funções executivas.[5] Richie *et al.* revisaram em detalhe as potenciais consequências cognitivas da Covid-19. Os autores propõem três mecanismos para explicar a disfunção cognitiva durante a infecção por SARS-CoV-2: a) dano direto ao SNC induzido pelo vírus; b) complicações não ligadas ao SNC que afetam o cérebro; e c) sofrimento psicológico em razão do isolamento social e do temor a uma doença tão severa.[4]

Nas últimas décadas, as técnicas de Estimulação Cerebral Não-invasivas (NIBS) têm sido exploradas como uma estratégia terapêutica promissora para tratar doenças ou sequelas neurológicas provenientes de lesões encefálicas adquiridas e transtornos psiquiátricos e neuropsiquiátricos.[6,7] Dado este cenário, as NIBS também podem ser uma alternativa viável para ajudar no gerenciamento clínico dos sintomas agudos e crônicos da Covid-19.[8,9]

Dentre as possíveis aplicabilidades da NIBS na Covid-19, podemos destacar quatro principais caminhos: [9,10] 1) na mitigação direta da infecção por meio da estimulação de regiões envolvidas na regulação das respostas anti-inflamatórias sistêmicas e/ou nas respostas autonômicas, na prevenção da neuroinflamação e na recuperação da função respiratória;[11-13] 2) na potencialização da reabilitação cognitiva e física após quadros mais severos da doença;[14] 3) na melhora de sintomas relacionados à dor musculoesqueléticas e fadiga sistêmica;[15] e 4) no tratamento do sofrimento mental, incluindo desordens neurológicas e psiquiátricas exacerbadas pelos estressores psicossociais relacionados a Covid-19.[16]

O objetivo desta síntese narrativa é reunir o que se tem descrito na literatura acerca da aplicação das NIBS como ferramenta adjuvante na recuperação de pacientes com sequelas pós-Covid-19, principalmente no que tange à reabilitação cognitiva e na melhora de aspectos da saúde mental e no alívio de sintomas neuropsiquiátricos desencadeados pelo surto da doença. Dentre as NIBS, focamos na Estimulação Magnética Transcraniana (TMS), na Estimulação Elétrica de Baixa Intensidade (tES) – especificamente a Estimulação Transcraniana por Corrente Contínua (tDCS) – e em formas não-invasivas de Estimulação do Nervo Vago (VNS).

Efeitos neurológicos, neuropsiquiátricos, cognitivos e psicológicos da Covid-19

Os mecanismos fisiopatológicos pelos quais o novo vírus SARS-CoV-2 atua nos vários sistemas em que a doença se manifesta ainda não foram totalmente elucidados. Apesar disso, muito pode ser aprendido com outros subtipos de coronavírus. Em epidemias anteriores, observou-se que os coronavírus respiratórios podem penetrar no cérebro e no fluído cefalorraquidiano, permeando o SNC.[17] Autópsias de vítimas da síndrome respiratória aguda severa (SARS-CoV) após a epidemia de 2003 revelaram sequências do genoma do SARS-CoV por todo o córtex e hipotálamo.[18] Em pacientes infectados pela síndrome respiratória do oriente médio (MERS-CoV), lesões difusas foram identificadas em várias regiões cerebrais, incluindo na substância branca e nas áreas subcorticais dos lobos frontal, temporal e parietal.[19]

A literatura descreve duas formas de invasão do SNC pelo coronavírus: a) a barreira hematoencefálica, a primeira linha de defesa contra infecção viral, é composta em parte de células do endotélio microvascular cerebral, entre as quais existem junções apertadas que controlam a permeabilidade da barreira que parece ser comprometida no curso da infecção por coronavírus por inflamação, por exemplo;[20,21] e b) o vírus pode infectar diretamente neurônios periféricos ou neurônios sensoriais olfativos e, assim, usar o transporte axonal para obter acesso ao SNC.[22]

Sabe-se que os subtipos de coronavírus, incluindo o SARS-CoV-2, produzem uma ampla variedade de sintomas agudos relacionados ao SNC, incluindo dores de cabeça, crises epiléticas, disfunção cognitiva, dificuldades motoras, perda de consciência e dificuldades respiratórias neurogênicas.[17,19,23,24] Também é notado que a natureza inflamatória da doença é um fator em comum entre outras doenças neurológicas, e pode estar associado à severidade e morbidade da Covid-19.[25]

Dentre os sintomas pós-agudos, como a síndrome pós-SARS crônica, os sobreviventes da Covid-19 têm relatado uma síndrome pós-viral de mal-estar crônico, mialgia difusa, sintomas depressivos e sono não restaurador.[26] Outras manifestações pós-agudas da doença incluem dores de cabeça parecidas com enxaqueca[27,28] – muitas vezes refratárias a analgésicos tradicionais[29] – e dores de cabeça de início tardio atribuídas a altos níveis de citosina. Essas dores de cabeça podem persistir por até 6 semanas[30]. A perda do paladar e olfato também pode permanecer por até 6 meses em aproximadamente 10% dos pacientes.[31]

Prejuízos cognitivos também são notados em pacientes que sobreviveram à síndrome da angústia respiratória (SDRA) – que é a maior causa de hospitalização e mortalidade associada à infecção por SARS-CoV-2[32] – com uma alta prevalência, sendo que até 20% desses sujeitos vão apresentar sequelas de longo prazo.[33] Esses indivíduos demonstram déficits nas funções executivas, na memória de curto prazo e um aumento nas taxas de depressão e ansiedade. Hipóxia severa e danos mediados por citosinas pró-inflamatórias que podem levar a lesões cerebrais e déficits cognitivos são fatores de risco ligados a esses prejuízos de longo prazo pós-SDRA por SARS-CoV-2.[34]

Além dos fatores relacionados às mudanças cerebrais diretamente ligadas infecção pelo coronavírus, maiores taxas de sintomas psiquiátricos – como ansiedade, depressão e Transtorno do Estresse Pós-traumático (TEPT) – podem ser esperados da população de uma forma geral após um período de epidemia por conta da exposição a eventos traumáticos (instabilidade financeira, medo, isolamento, morte de amigos e/ou familiares).[4] Assim como em outras doenças neurológicas que causam ou agravam sintomas psiquiátricos – como a depressão pós-AVC, por exemplo –, a depressão e a ansiedade causada pela Covid-19 e/ou fatores subjacentes à pandemia também podem ter um impacto negativo na recuperação das sequelas cognitivas e motoras de longo prazo causados pela doença, diminuindo a efetividade das terapias e processos de reabilitação, ou até mesmo agravando quadros clínicos anteriores à infecção pelo vírus.[35-37]

NIBS como ferramenta adjuvante no tratamento da Covid-19

O uso das NIBS como potencial adjuvante no manejo dos quadros clínicos pertinentes à Covid-19 é baseado nos mecanismos biológicos de ação já conhecido dessas técnicas, que têm demonstrado efeitos positivos em pacientes neurológicos e psiquiátricos muito antes do surto do vírus.[6,7,38-40] No que tange à Covid-19, estudos iniciais já têm sido conduzidos para testar a aplicação das técnicas NIBS em pacientes infectados.[13,14,41,42]

Diferentes NIBS têm o potencial de atuar de formas distintas no tratamento dos quadros clínicos relacionados à Covid-19. A VNS tem sido pesquisada como ferramenta para gerenciar a infecção aguda a partir da modulação da resposta imunológica e para restaurar a função respiratória.[43] Já as técnicas de tES e TMS têm o potencial de modular a atividade intracranial de estruturas cerebrais e circuitos neuronais.[44] Essas abordagens induzem diferentes padrões de campos elétricos, sendo que a tES é menos focal e mais limitada no alcance de estruturas subcorticais do que a TMS.[45,46] Apesar disso, a tES é mais portátil e pode ser implementada de forma remota, o que é uma grande vantagem em várias situações, como em uma pandemia, por exemplo.[8,47]

Nas próximas seções discutiremos a aplicabilidade das NIBS como abordagem terapêutica para sintomas correlacionados à Covid-19, sobretudo focando em seu impacto na cognição e na saúde mental, tanto na fase crítica de infecção, quanto na pós-aguda e crônica.

Uso das NIBS na fase aguda

O nervo vago é responsável por liberar o neurotransmissor Acetilcolina (ACh) no sistema periférico para ativar respostas parassimpáticas em órgãos em todo o corpo, como diminuir a taxa de batimentos cardíacos (HR), por exemplo.[48] A liberação de ACh, por sua vez, ativa os receptores a7nAChR, que também tem um importante papel no controle de inflamação e dos níveis de citosinas pró-inflamatórias no sangue e em outros órgãos.[49,50] Os altos níveis dessas citosinas observados nos pacientes da Covid-19 são capazes induzir à neurotoxicidade, que, por sua vez, causam uma síndrome que inclui prejuízos na concentração, rebaixamento na motivação, lentificação motora e sintomas depressivos.[51]

O possível desequilíbrio autonômico presente na Covid-19 e a importância do nervo vago no controle da inflamação podem ser características-chave para o uso de técnicas de NIBS no tratamento de pacientes infectados, sobretudo aqueles que apresentam altos níveis de inflamação. A atividade do nervo vago pode ser aumentada a partir do córtex cerebral por áreas que o modulam indiretamente, como o córtex dorsolateral pré-frontal (DLPFC) esquerdo – que corresponde ao alvo F3 do sistema internacional 10-20 de eletroencefalograma (EEG) – ou córtex temporal.[52] O nervo vago também tem terminações nas orelhas e ramificações cervicais, e essas áreas podem ser estimuladas de forma transcutânea para influenciar a atividade vagal.[53,54]

A VNS transcutânea auricular (taVNS) é uma forma simples, barata e não-invasiva de ativar o sistema vagal por meio de pulsos elétricos nas ramificações que inervam ambas as orelhas, direita e esquerda.[55] Essa técnica requer apenas eletrodos bipolares que são posicionados na pele, sobre o tragus e a cimba da concha.[56] Um consenso sobre os parâmetros de aplicação da técnica ainda está em discussão, mas geralmente a taVNS é administrada usando as seguintes variedades de formas de ondas: pulsos monofásicos ou bifásicos a uma frequência de 5-25 Hz, com comprimento de pulso menor ou igual a 500 µS, e intensidade de corrente menor ou igual a 10 mA. A taVNS pode ser ministrada de forma unilateral (na orelha esquerda) ou bilareral (em ambas as orelhas) tanto no tragus ou na concha da cimba, por sessões de 1 hora de duração.[57] A segurança e a tolerabilidade dessa técnica foram avaliados em vários estudos que mostraram efeitos colaterais mínimos. De toda forma, é importante considerar a ativação parassimpática via taVNS e monitorar os efeitos cardíacos.[58] A taVNS é, portanto, um procedimento clínico considerado seguro que pode tanto ser efetivo como um tratamento para a SDRA originada por Covid-19, quanto como tratamento suplementar para as abordagens terapêuticas já existentes para lidar com a SDRA.[13]

Outra forma não-invasiva de estimular o nervo vago é a VNS transcutânea cervical (tcVNS), na qual o estímulo elétrico é feito pelo pescoço. Os eletrodos são posicionados sobre a bainha carotídea e a estimulação é aplicada com dispositivos que ativam o nervo e os tecidos subjacentes. As frequências da tcVNS vão de 5Hz a 5KHz.[59,60] Staats et al. relataram o uso de tcVNS para gerenciar sintomas respiratórios em dois pacientes com Covid-19.[61] Ambos os pacientes reportaram benefícios clinicamente significativos do uso da técnica: o primeiro conseguiu descontinuar o uso de opioides e medicamentos para a tosse, e o segundo experimentou um alívio imediato e consistente dos sintomas de aperto no peito e falta de ar, assim como melhorou a depuração pulmonar. Ambas as técnicas – taVNS e tcVNS – são fáceis de administrar e estudos tem mostrado que ambas podem aumentar a atividade vagal, e ambas podem ser alternativas para o tratamento da Covid-19, controlando a inflamação e diminuindo o desconforto respiratório associado aos sintomas pulmonares.

Estudos com TMS também ajudaram a elucidar a relação entre o DLPFC e a atividade do nervo vagal. Iseger et al.[62] aplicou trens de TMS repetitiva (rTMS) de alta frequência (10Hz) sobre 10 regiões corticais a fim de identificar regiões que poderiam afetar a frequência cardíaca (FC). Os achados mostraram que entre 20% e 40% dos participantes apresentaram diminuição da FC e da variabilidade da frequência cardíaca (VFC) com a estimulação do DLPFC, tanto à esquerda

(F3, FC3) quanto à direita (F4, FC4). Já a estimulação do córtex motor (C3, C4) e parietal (Pz) mostraram efeitos opostos. Os efeitos foram maiores no DLPFC direito, que é contrário a outros que mostram que o estímulo do lado esquerdo, e não do direito muda a VFC.[63] A variabilidade encontrada nesses estudos pode estar relacionada a padrões individuais de conectividade entre o DLPFC e outras estruturas corticais e subcorticais. Por exemplo, em estudos com TMS e imagens de ressonância magnética funcional (fMRI), Iseger *et al.* e Vink *et al.*[64] encontraram que apenas 4 entre 10 pacientes tiveram o córtex cingulado subgenual ativado pela estimulação do DLPFC.

A tDCS também foi utilizada para testar a VFC e a atividade vagal. Carvenali *et al.* estimulou o DLPFC esquerdo com tDCS anódica imediatamente antes e durante a exposição ao estresse e mostrou que a VFC diminuiu apenas no período anterior à exposição ao estresse.[65] Resultados similares foram encontrados com um protocolo bifrontal de tDCS[66], o que levanta a discussão sobre o efeito da lateralidade ao estimular o DLPFC com o objetivo de aumentar a atividade do nervo vago.

A tDCS também pode ser utilizada sobre a região temporal com o objetivo de alcançar o córtex insular, que é uma área abaixo do córtex temporal que possui alta conectividade com estruturas límbicas e autonômicas.[67] Estudos mostram o potencial da tDCS anódica (2 mA por 20 minutos) sobre o córtex temporal esquerdo (T3) para melhorar o controle cardíaco autonômico em estado de repouso e durante estímulos estressores em pessoas saudáveis, aumentando a atividade parassimpática e diminuindo a atividade simpática.[68-72] A tDCS sobre o córtex temporal pode aumentar a efetividade de exercícios respiratórios convencionais, que já tem sido utilizados para melhorar a função respiratória.

A estimulação do córtex motor primário também está sendo testada na modulação dos circuitos neurológicos da respiração em um ensaio clínico randomizado utilizando tDCS com objetivo de aliviar a dispneia em pacientes graves de Covid-19 que foram admitidos na UTI com necessidade de ventilação mecânica.[12] O raciocínio de base para a hipótese dos autores está em achados anteriores que mostram que tanto a estimulação anódica, quanto a catódica (2 mA por 10 minutos) sobre o córtex motor causaram mudanças de excitabilidade nos neurônios motores diafragmáticos.[73] Raux *et al.* também reportou a neuromodulação do córtex motor primário diafragmático quando aplicada rTMS de alta frequência (5Hz) sobre a área motora suplementar.[74]

Em resumo, as evidências apresentadas apontam o potencial das NIBS como ferramenta para auxiliar na fase aguda da Covid-19, modulando a resposta imunológica e autonômica, bem como prevenindo a neuroinflamação. Dessa forma, seus efeitos potencialmente ajudam na recuperação da função respiratória e na mitigação dos sintomas neurológicos, que podem resultar em sequelas cognitivas de longo prazo.

Uso das NIBS na fase pós-aguda

Pacientes que evoluíram para um quadro severo da Covid-19, sobretudo os que foram admitidos na UTI e necessitaram de suporte de oxigênio via intubação ou ventilação mecânica, frequentemente apresentam sequelas neurológicas de curto e longo prazo.[75] Além da própria infecção por SARS-CoV-2 causar sérios danos nos nervos cranianos e periféricos[76] – resultando em fraqueza muscular, lesões musculares, paresia facial, ataxia sensorial, dentre outros sintomas[77] –, danos neuropsiquiátricos e cognitivos (relacionados a atenção, memória verbal e funções executivas) podem estar associados a lesões causadas por hipóxia prolongada em virtude da SDRA por Covid-19.[33,78] A exposição a sedativos e medicamentos anestésicos também são um fator que pode causar prejuízos cognitivos temporários ou de longo prazo, ou até mesmo agravar o declínio cognitivo de condições pré-existentes, como demências, por exemplo.[79]

Os potenciais benefícios das NIBS para neurorreabilitação já têm sido demonstrados por um grande conjunto de evidências científicas.[80-84] Além disso, a aplicação das tES em combinação com outras técnicas de reabilitação física e/ou cognitiva pode potencializar os resultados, como já tem sido demonstrado em várias outras condições neurológicas, incluindo na recuperação pós Acidente Vascular Encefálico (AVE),[85-87] Esclerose Múltipla[88,89] e Doença de Parkinson.[90,91]

Vários estudos mostraram que as NIBS melhoraram a *performance* comportamental em diversas atividades cognitivas.[92,93] Por exemplo, o uso da rTMS foi associado a melhoras em tarefas de nomeação em pacientes com afasia vascular crônica,[94] afasia progressiva primária[95] e na doença de Alzheimer[96]. Um aumento na *performance* atencional também foi encontrado em pacientes com heminegligência pós-AVE[97].

A tDCS também demonstrou ter o mesmo potencial da rTMS. Estudos que utilizaram a estimulação anódica em adultos saudáveis[98-101] e em pacientes com afasia[94,102-104] apontaram melhora na *performance* em linguagem. Outro estudo também mostrou que uma única sessão de tDCS pode melhorar a déficits de atenção visuoespacial em pacientes com hemnegligência pós-AVC[105] e "restaurar parcialmente" a memória em pacientes com Alzheimer.[106,107] Além disso, efeitos comportamentais induzidos pela tDCS anódica foram notados em relação à memória de trabalho[108,109], memória tonal[110] e percepção visual.[111]

Santarnecchi *et al.* fizeram um levantamento da proporção de estudos abordando diferentes funções cognitivas com tES e as diferentes regiões cerebrais de interesse que foram estimuladas em indivíduos saudáveis[40]. O DLPFC esquerdo (F3), que desempenha um papel muito importante no gerenciamento das funções executivas,[112] foi alvo de estudos em vários domínios, incluindo o controle cognitivo, atenção, resolução de problemas, memória de longo prazo e curto prazo e principalmente a memória de trabalho. Estudos também testaram as tES na memória de trabalho em diversos alvos: no DLPFC direito (F4), no córtex parietal (P3, à esquerda e P4 e P8 à direita) e até mesmo no cerebelo. Estudos que abordaram as funções de linguagem e fala não ficaram restritos apenas aos alvos correspondentes à área de Broca (F5) e Wernicke (CP5), mas também exploraram o lado contralateral da área de Wernicke (CP6), o DLPFC esquerdo (F3) e o córtex temporal esquerdo (T3). Outros autores também estimularam o cerebelo[113] e até mesmo a medula espinhal[114] para o tratamento de quadros de afasia.

De forma geral, os efeitos comportamentais induzidos por NIBS nos domínios cognitivos dependem não só dos parâmetros técnicos usados para estimulação

(p. ex., intensidade da corrente, posicionamento da bobina ou eletrodos, direção do fluxo da corrente, focalidade, polaridade, profundidade, duração e frequência da estimulação e o tipo de protocolo – on-line ou offl-ine), mas também das possíveis interações entre esses fatores.[92,115] Variáveis relacionadas aos sujeitos estimulados, como idade, eventuais tratamentos e estado cognitivo do paciente também devem ser considerados.[116-118] Além disso, é necessário um *framework* teórico para que se possa interpretar os efeitos comportamentais induzidos pelas NIBS para além da influência da estimulação apenas no alvo estimulado, levando-se em conta também o estado das redes neurais subjacentes.[119]

Além de todas essas variáveis, deve-se considerar que a cognição envolve diversos processos mentais, estruturas cerebrais e redes neurais que se correlacionam com o comportamento. Assim como ocorre quando se utiliza NIBS para reabilitação cognitiva em outros quadros neurológicos, a prescrição do uso das NIBS para pacientes de Covid-19 deve ser precedida de uma boa avaliação neuropsicológica e multiprofissional a fim de que se definam os alvos terapêuticos mais adequados para cada paciente.

Uso das NIBS para gerenciamento de sintomas psicológicos e de saúde mental

Como consequência do medo, estresse, isolamento social, dificuldades financeiras, perda de amigos e familiares e outros fatores, sintomas psiquiátricos podem surgir ou serem agravados durante situações de quarentena e no enfrentamento à pandemia.[120] Pacientes com doenças mentais pré-existentes e profissionais da saúde da linha de frente do combate ao vírus também tem um risco mais elevado de desenvolver sintomas psiquiátricos.[121] O impacto da doença na saúde mental dos sobreviventes também pode ser de longo-prazo, durando meses ou até mesmo anos.[122]

Grande parte dos estudos com NIBS está no manejo de condições neuropsiquiátricas como ansiedade, transtorno do estresse pós-traumático (TEPT) e depressão.[38,123,124] Nesse contexto, dentre as NIBS, a mais estabelecida em termos clínicos é a rTMS, que já possui aprovação de agências regulatórias para o tratamento da depressão em diversos países, inclusive no Brasil.[123] Além disso, é uma técnica efetiva para o tratamento da ansiedade ou doenças relacionadas a traumas.[124] O padrão dos protocolos para o tratamento de doenças psiquiátricas incluem trens de alta (exitatória) ou baixa (inibitória) frequência com a bobina posicionada sobre o escalpo acima do DLPFC esquerdo ou direito, de acordo com a indicação.[7] De acordo com alguns ensaios clínicos, a rTMS de alta frequência sobre o DLPFC esquerdo pode ser eficiente para o tratamento de TEPT.[125,126] Pulsos de baixa frequência administrados sobre o DLPFC direito também pode ser efetivos para o tratamento de transtornos de ansiedade generalizada. A estratégia de tratamento deve ser guiada individualmente e cuidadosamente acompanhada de uma avaliação psiquiátrica.

A tDCS também pode ser uma alternativa para o tratamento de sintomas relacionados à saúde mental. As evidências da sua eficácia nas desordens de ansiedade e estresse está sendo gradativamente construída.[127,128] Uma recente meta-análise aponta os efeitos significativos da tDCS para o tratamento de depressão.[38] O protocolo mais comum dentre os estudos analisados foi a montagem bifrontal com ânodo sobre DLPFC esquerdo e cátodo sobre o direito. O mesmo protocolo foi testado em um ensaio clínico randomizado publicado recentemente apontando efeitos positivos no tratamento da TEPT.[129] Apesar do uso da técnica para o tratamento do transtorno de ansiedade generalizado ser menos robusto,[130] há um estudo de caso mostrando que a tDCS pode ser um potencial adjuvante para ansiedade aguda pós-Covid-19.[14] Considerando ainda a portabilidade dos aparelhos e a possibilidade do seu uso de forma remota em casa, a tDCS se torna uma vantajosa ferramenta para auxiliar na mitigação das consequências da Covid-19 na saúde mental.[8]

Conclusão

A Covid-19 é uma doença que afeta múltiplos sistemas que, em grande parte dos casos, demanda uma equipe completa e multidisciplinar de reabilitação para gerenciar a recuperação de seus efeitos agudos e de longo prazo. Estudos postulam que essas sequelas nos pacientes sobreviventes dominarão ainda por muitos anos a busca por atendimentos clínicos.[131] Assim, equipes multidisciplinares de reabilitação devem estar à frente, oferecendo instrução e cuidado para a população afetada. Essa demanda torna necessária a criação e exploração de novas modalidades e estratégias de tratamentos.

Nesse contexto e conforme apresentado neste artigo, as NIBS se apresentam como uma alternativa com potencial de auxiliar a mitigar os sintomas agudos, subagudos e de longo prazo da Covid-19. As evidências apresentadas mostram que essas técnicas podem ser úteis para modular a resposta inflamatória, ajudar com os sintomas respiratórios, potencializar a reabilitação física e cognitiva, além de amenizar o sofrimento mental associado à doença e a outros fatores estressores e traumáticos ligados à pandemia.

O raciocínio clínico apresentado é baseado nos efeitos e mecanismos de ação observados em diversas outras condições neurológicas e psiquiátricas. A segurança, tolerabilidade e os efeitos na população específica da Covid-19 ainda precisam ser devidamente estudadas e estabelecidas.

Referências

1. Dong E, Du H, Gardner L. An interactive web-based dashboard to track COVID-19 in real time. *The Lancet Infectious Diseases*. 2020;20(5):533-4.

2. World Health Organization. COVID-19 Weekly Epidemiological Update – Edition 73; 2022. Available at: https://www.who.int/publications/m/item/weekly-epidemiological-update-on-covid-19---6-january-2022. Accessed: Jan. 9, 2022.

3. Gupta A, Madhavan M v, Sehgal K. Extrapulmonary manifestations of COVID-19. Nature Medicine. 2020;26:1017-32.

4. Ritchie K, Chan D, Watermeyer T. The cognitive consequences of the COVID-19 epidemic: collateral damage? Brain Communications. 2020;2(2).

5. Heneka MT, Golenbock D, Latz E, Morgan D, Brown R. Immediate and long-term consequences of CO-VID-19 infections for the development of neurological disease. Alzheimers's Research & Therapy. 2020;69.

6. Fregni F, El-Hagrassy MM, Pacheco-Barrios K, Carvalho S, Leite J, Simis M et al. Evidence-Based Guidelines and Secondary Meta-Analysis for the Use of Transcranial Direct Current Stimulation in Neurological and Psychiatric Disorders. Int J Neuropsychopharmacol. 2021;24(4):256-313.

7. Lefaucheur JP, Aleman A, Baeken C, Benninger DH, Brunelin J, Di Lazzaro V et al. Evidence-based guidelines on the therapeutic use of repetitive transcranial magnetic stimulation (rTMS): An update (2014-2018). Clin Neurophysiol. 2020;131(2):474-528.

8. Bikson M, Hanlon CA, Woods AJ, Gillick BT, Charvet L, Lamm C et al. Guidelines for TMS/tES clinical services and research through the COVID-19 pandemic. Brain Stimul. 2020;13(4):1124-49.

9. Pilloni G, Bikson M, Badran BW, George MS, Kautz SA, Okano AH et al. Update on the Use of Transcranial Electrical Brain Stimulation to Manage Acute and Chronic COVID-19 Symptoms. Front Hum Neurosci. 2020 Nov 12;14:595567.

10. Baptista AF, Baltar A, Okano AH, Moreira A, Campos ACP, Fernandes AM et al. Applications of Non-invasive Neuromodulation for the Management of Disorders Related to COVID-19. Front Neurol. 2020;11:573718.

11. Fudim M, Qadri YJ, Ghadimi K, MacLeod DB, Molinger J, Piccini JP et al. Implications for Neuromodulation Therapy to Control Inflammation and Related Organ Dysfunction in COVID-19. J Cardiovasc Transl Res. 2020 Dec;13(6):894-9.

12. Azabou E, Bao G, Heming N, Bounab R, Moine P, Chevallier S et al. Randomized Controlled Study Evaluating Efficiency of Low Intensity Transcranial Direct Current Stimulation (tDCS) for Dyspnea Relief in Mechanically Ventilated COVID-19 Patients in ICU: The tDCS-DYSP-COVID Protocol. Front Med (Lausanne). 2020;7:32.

13. Kaniusas E, Szeles JC, Kampusch S, Alfageme-Lopez N, Yucuma-Conde D, Li X et al. Non-invasive Auricular Vagus Nerve Stimulation as a Potential Treatment for Covid19-Originated Acute Respiratory Distress Syndrome. Front Physiol. 2020;11:890.

14. Shinjo SK, Brunoni AR, Okano AH, Tanaka C, Baptista AF. Transcranial direct current stimulation relieves the severe anxiety of a patient with COVID-19. Brain Stimulation. 2020;13(5):1352-3.

15. Silva Filho E, Moura S, Santos A da C, Brasileiro-Santos M do S, Albuquerque JA de. Transcranial direct current stimulation as a strategy to manage COVID-19 pain and fatigue. Revista da Associação Médica Brasileira. 2021;67(1):26-8.

16. Wang W, Tseng P, Fregni F, Castelo-Branco L. Home-Based Transcranial Direct Current Stimulation (tDCS) to Prevent and Treat Symptoms Related to Stress: A Potential Tool to Remediate the Behavioral Consequences of the COVID-19 Isolation Measures? Front Integr Neurosci. 2020;14:46.

17. Bohmwald K, Gálvez NMS, Ríos M, Kalergis AM. Neurologic Alterations Due to Respiratory Virus Infections. Front Cell Neurosci. 2018;12:386.

18. Gu J, Gong E, Zhang B, Zheng J, Gao Z, Zhong Y et al. Multiple organ infection and the pathogenesis of SARS. J Exp Med. 2005;202(3):415-24.

19. Arabi YM, Harthi A, Hussein J, Bouchama A, Johani S, Hajeer AH et al. Severe neurologic syndrome associated with Middle East respiratory syndrome corona virus (MERS-CoV). Infection. 2015;43(4):495-501.

20. Koyuncu OO, Hogue IB, Enquist LW. Virus infections in the nervous system. Cell Host and Microbe. 2013;13(4):379-93.

21. Miner JJ, Diamond MS. Mechanisms of restriction of viral neuroinvasion at the blood-brain barrier. Curr Opin Immunol. 2016;38:18-23.

22. Dahm T, Rudolph H, Schwerk C, Schroten H, Tenenbaum T. Neuroinvasion and Inflammation in Viral Central Nervous System Infections. Mediators Inflamm. 2016;2016:8562805.

23. Gandhi S, Srivastava AK, Ray U, Tripathi PP. Is the Collapse of the Respiratory Center in the Brain Responsible for Respiratory Breakdown in COVID-19 Patients? ACS Chem Neurosci. 2020;11(10):1379-81.

24. Li YC, Bai WZ, Hashikawa T. The neuroinvasive potential of SARS-CoV2 may play a role in the respiratory failure of COVID-19 patients. J Med Virol. 2020;92(6):552-5.

25. Zeng F, Huang Y, Guo Y, Yin M, Chen X, Xiao L, Deng G. Association of inflammatory markers with the severity of COVID-19: A meta-analysis. Int J Infect Dis. 2020;96:467-74.

26. Nordvig AS, Fong KT, Willey JZ, Thakur KT, Boehme AK, Vargas WS et al. Potential Neurologic Manifestations of COVID-19. Neurol Clin Pract. 2021;11(2):e135-46.

27. Belvis R. Headaches During COVID-19: My Clinical Case and Review of the Literature. Headache. 2020;60(7):1422-6.

28. Arca KN, Starling AJ. Treatment-Refractory Headache in the Setting of COVID-19 Pneumonia: Migraine or Meningoencephalitis? Case Report. SN Compr. Clin. Med. 2020;2:1200–3.

29. Bolay H, Gül A, Baykan B. COVID-19 is a Real Headache! Headache. 2020;60(7):1415-21.

30. Pozo-Rosich P. Headache & COVID-19: A Short-term Challenge with Long-term Insights. ASHAM 2020 Virtual Annual Scientific Meeting. 17 jul. 2020. Disponível em: https://www.ahshighlights.com/summaries--podcasts/article/headache-covid-19-a-short-term-challenge-with-long-term-insights. Accessado em: 16 fev. 2022.31. Garrigues E, Janvier P, Kherabi Y, Le Bot A, Hamon A, Gouze H et al. Post-discharge persistent symptoms and health-related quality of life after hospitalization for COVID-19. Journal of Infection. 2020;81(6):e4-e6.

32. Zhou F, Yu T, Du R, Fan G, Liu Y, Liu Z et al. Clinical course and risk factors for mortality of adult inpatients with COVID-19 in Wuhan, China: a retrospective cohort study. The Lancet. 2020;395(10229):1054-62.

33. Sasannejad C, Ely EW, Lahiri S. Long-term cognitive impairment after acute respiratory distress syndrome: a review of clinical impact and pathophysiological mechanisms. Crit Care. 2019;23(1):352.

34. Lleó A, Alcolea D. The cognitive aftermath of COVID-19. Brain Commun. 2020:fcaa072.

35. Das J, Rajanikant GK. Post stroke depression: The sequelae of cerebral stroke. Neuroscience and Biobehavioral Reviews. 2018;90:104-14.

36. Numbers K, Brodaty H. The effects of the COVID-19 pandemic on people with dementia. Nature Reviews Neurology. 2021;17.

37. Sensoy B, Gunes A, Ari S. Anxiety and depression levels in Covid-19 disease and their relation to hypertension. Clinical and Experiemtal Hypertension. 2021;43(3):237-41.

38. Razza LB, Palumbo P, Moffa AH, Carvalho AF, Solmi M, Loo CK, Brunoni AR. A systematic review and meta-analysis on the effects of transcranial direct current stimulation in depressive episodes. Depress Anxiety. 2020;37(7):594-608.

39. Ghosh S. Improvement of gait and balance by non-invasive brain stimulation: its use in rehabilitation. Expert Review of Neurotherapeutics. 2019;19(2):133-144.

40. Santarnecchi E, Brem AK, Levenbaum E, Thompson T, Kadosh RC, Pascual-Leone A. Enhancing cognition using transcranial electrical stimulation. Current Opinion in Behavioral Sciences. 2015;4:171-178.

41. Bonaz B, Sinniger V, Pellissier S. Targeting the cholinergic anti-inflammatory pathway with vagus nerve stimulation in patients with Covid-19? Bioelectron Med. 2020;6(15).

42. Dai RP, Jamil A, Dileone M. Randomized Controlled Study Evaluating Efficiency of Low Intensity Transcranial Direct Current Stimulation (tDCS) for Dyspnea Relief in Mechanically Ventilated COVID-19 Patients in ICU: The tDCS-DYSP-COVID Protocol. Frontiers in Medicine. 2020;1:372.

43. Lewis S, Reardon C, Mastitskaya S, Thompson N, Holder D. Selective Vagus Nerve Stimulation as a Therapeutic Approach for the Treatment of ARDS: A Rationale for Neuro-Immunomodulation in COVID-19 Disease. 2021. doi:10.3389/fnins.2021.667036

44. Peterchev AV, Wagner TA, Miranda PC, Nitsche MA, Paulus W, Lisanby SH et al. Fundamentals of Transcranial Electric and Magnetic Stimulation Dose: Definition, Selection, and Reporting Practices. Brain Stimul. 2012;5(4):435-53.

45. Polanía R, Nitsche MA, Ruff CC. Studying and modifying brain function with non-invasive brain stimulation. Nature Neuroscience. 2018;21(2):174-87.

46. Miranda PC, Mekonnen A, Salvador R, Ruffini G. The electric field in the cortex during transcranial current stimulation. NeuroImage. 2013;70:48-58.

47. Charvet LE, Shaw MT, Bikson M, Woods AJ, Knotkova H. Supervised transcranial direct current stimulation (tDCS) at home: A guide for clinical research and practice. Brain Stimulation. 2020;13(3):686-93.

48. Dyavanapalli J, Dergacheva O, Wang X, Mendelowitz D. Parasympathetic vagal control of cardiac function. Current Hypertension Reports. 2016;18(3).

49. Wang H, Hosiawa KA, Min W, Yang J, Zhang X, Garcia B et al. Cytokines Regulate the Pattern of Rejection and Susceptibility to Cyclosporine Therapy in Different Mouse Recipient Strains After Cardiac Allografting. The Journal of Immunology. 2003;171(7):3823-36.

50. Gault J, Robinson M, Berger R, Drebing C, Logel J, Hopkins J et al. Genomic organization and partial duplication of the human alpha7 neuronal nicotinic acetylcholine receptor gene (CHRNA7). Genomics. 1998;52(2):173-85.

51. Dantzer R, O'Connor JC, Freund GG, Johnson RW, Kelley KW. From inflammation to sickness and depression: when the immune system subjugates the brain. Nat Rev Neurosci. 2008;9(1):46-56.

52. Iseger TA, van Bueren NER, Kenemans JL, Gevirtz R, Arns M. A frontal-vagal network theory for Major Depressive Disorder: Implications for optimizing neuromodulation techniques. Brain Stimul. 2020;13(1):1-9.

53. Peuker ET, Filler TJ. The nerve supply of the human auricle. Clinical Anatomy. 2002;15(1):35-7.

54. Yap JYY, Keatch C, Lambert E, Woods W, Stoddart PR, Kameneva T. Critical Review of Transcutaneous Vagus Nerve Stimulation: Challenges for Translation to Clinical Practice. Front Neurosci. 2020;14:284.

55. Badran BW, Dowdle LT, Mithoefer OJ, LaBate NT, Coatsworth J, Brown JC et al. Neurophysiologic effects of transcutaneous auricular vagus nerve stimulation (taVNS) via electrical stimulation of the tragus: A concurrent taVNS/fMRI study and review. Brain Stimulation. 2018;11(3):492-500.

56. Badran BW, Brown JC, Dowdle LT, Mithoefer OJ, LaBate NT, Coatsworth J et al. Tragus or cymba conchae? Investigating the anatomical foundation of transcutaneous auricular vagus nerve stimulation (taVNS). Brain Stimulation. 2018;11(4):947-8.

57. Lamb DG, Porges EC, Lewis GF, Williamson JB. Non-invasive Vagal Nerve Stimulation Effects on Hyperarousal and Autonomic State in Patients with Posttraumatic Stress Disorder and History of Mild Traumatic Brain Injury: Preliminary Evidence. Frontiers in Medicine. 2017;4:124.

58. Badran BW, Mithoefer OJ, Summer CE, LaBate NT, Glusman CE, Badran AW et al. Short trains of transcutaneous auricular vagus nerve stimulation (taVNS) have parameter-specific effects on heart rate. Brain Stimul. 2018;11(4):699-708.

59. Gurel NZ, Huang M, Wittbrodt MT, Jung H, Ladd SL, Shandhi MMH et al. Quantifying acute physiological biomarkers of transcutaneous cervical vagal nerve stimulation in the context of psychological stress. Brain Stimul. 2020;13(1):47-59.

60. Gurel NZ, Wittbrodt MT, Jung H, Shandhi MMH, Driggers EG, Ladd SL et al. Transcutaneous cervical vagal nerve stimulation reduces sympathetic responses to stress in posttraumatic stress disorder: A double-blind, randomized, sham controlled trial. Neurobiol Stress. 2020;13:100264.

61. Staats P, Giannakopoulos G, Blake J, Liebler E, Levy RM. The Use of Non-invasive Vagus Nerve Stimulation to Treat Respiratory Symptoms Associated With COVID-19: A Theoretical Hypothesis and Early Clinical Experience. Neuromodulation. 2020;23(6):784-8.

62. Iseger TA, Padberg F, Kenemans JL, Gevirtz R, Arns M. Neuro-Cardiac-Guided TMS (NCG-TMS): Probing DLPFC-sgACC-vagus nerve connectivity using heart rate – First results. Brain Stimulation. 2017;10(5):1006-1008.

63. Remue J, Vanderhasselt MA, Baeken C, Rossi V, Tullo J, de Raedt R. The effect of a single HF-rTMS session over the left DLPFC on the physiological stress response as measured by heart rate variability. Neuropsychology. 2016;30(6):756-66.

64. Vink JJT, Mandija S, Petrov PI, van den Berg CAT, Sommer IEC, Neggers SFW. A novel concurrent TMS□fMRI method to reveal propagation patterns of prefrontal magnetic brain stimulation. Human Brain Mapping. 2018;39(11):4580-92.

65. Carnevali L, Pattini E, Sgoifo A, Ottaviani C. Effects of prefrontal transcranial direct current stimulation on autonomic and neuroendocrine responses to psychosocial stress in healthy humans. Stress. 2020;23(1):26-36.

66. Nikolin S, Boonstra TW, Loo CK, Martin D. Combined effect of prefrontal transcranial direct current stimulation and a working memory task on heart rate variability. PLOS ONE. 2017;12(8):e0181833.

67. Oppenheimer SM, Gelb A, Girvin JP, Hachinski VC. Cardiovascular effects of human insular cortex stimulation. Neurology. 1992;42(9):1727-32.

68. Montenegro RA, Farinatti PT, Fontes EB, Soares PP, Cunha FA, Gurgel JL et al. Transcranial direct current stimulation influences the cardiac autonomic nervous control. Neurosci Lett. 2011;497(1):32-6.

69. Kamali AM, Saadi ZK, Yahyavi SS, Zarifkar A, Aligholi H, Nami M. Transcranial direct current stimulation to enhance athletic performance outcome in experienced bodybuilders. PLOS ONE. 2019;14(8):e0220363.

70. Okano AH, Fontes EB, Montenegro RA, Farinatti Pde T, Cyrino ES, Li LM et al. Brain stimulation modulates the autonomic nervous system, rating of perceived exertion and performance during maximal exercise. British Journal of Sports Medicine. 2015;49(18):1213-8.

71. Okano AH, Machado DGS, Oliveira Neto L, Farias-Junior LF, Agrícola PMD, Arruda A et al. Can Transcranial Direct Current Stimulation Modulate Psychophysiological Response in Sedentary Men during Vigorous Aerobic Exercise? Int J Sports Med. 2017 Jul;38(7):493-500.

72. Piccirillo G, Ottaviani C, Fiorucci C, Petrocchi N, Moscucci F, Di Iorio C et al. Transcranial direct current stimulation improves the QT variability index and autonomic cardiac control in healthy subjects older than 60 years. Clin Interv Aging. 2016;11:1687-95.

73. Azabou E, Roche N, Sharshar T, Bussel B, Lofaso F, Petitjean M. Transcranial direct-current stimulation reduced the excitability of diaphragmatic corticospinal pathways whatever the polarity used. Respiratory Physiology & Neurobiology. 2013;189(1):183-187.

74. Raux M, Xie H, Similowski T, Koski L. Facilitatory conditioning of the supplementary motor area in humans enhances the corticophrenic responsiveness to transcranial magnetic stimulation. Journal of Applied Physiology. 2010;108(1):39-46.

75. Needham EJ, Chou SHY, Coles AJ, Menon DK. Neurological Implications of COVID-19 Infections. Neurocritical Care. 2020;32(3):667-71.

76. Fotuhi M, Mian A, Meysami S, Raji CA. Neurobiology of COVID-19. Journal of Alzheimer's Disease. 2020;76(1):3-19.

77. Gutiérrez-Ortiz C, Méndez-Guerrero A, Rodrigo-Rey S, San Pedro-Murillo E, Bermejo-Guerrero L, Gordo-Mañas R et al. Miller Fisher syndrome and polyneuritis cranialis in COVID-19. Neurology. 2020;95(5):e601-5.

78. Hopkins RO, Weaver LK, Collingridge D, Parkinson RB, Chan KJ, Orme JF Jr. Two-year cognitive, emotional, and quality-of-life outcomes in acute respiratory distress syndrome. Am J Respir Crit Care Med. 2005;171(4):340-7.

79. Belrose JC, Noppens RR. Anesthesiology and cognitive impairment: a narrative review of current clinical literature. BMC Anesthesiology. 2019;19(1):241.

80. Brunoni AR, Machado-Vieira R, Zarate CA, Valiengo L, Vieira EL, Benseñor IM et al. Cytokines plasma levels during antidepressant treatment with sertraline and transcranial direct current stimulation (tDCS): results from a factorial, randomized, controlled trial. Psychopharmacology (Berl). 2014;231(7):1315-23.

81. Cioato SG, Medeiros LF, Marques Filho PR, Vercelino R, de Souza A, Scarabelot VL et al. Long-Lasting Effect of Transcranial Direct Current Stimulation in the Reversal of Hyperalgesia and Cytokine Alterations Induced by the Neuropathic Pain Model. Brain Stimul. 2016;9(2):209-17.

82. Sasso V, Bisicchia E, Latini L, Ghiglieri V, Cacace F, Carola V et al. Repetitive transcranial magnetic stimulation reduces remote apoptotic cell death and inflammation after focal brain injury. J Neuroinflammation. 2016;13(1):150.

83. Aftanas LI, Gevorgyan MM, Zhanaeva SY, Dzemidovich SS, Kulikova KI, Al'perina EL et al. Therapeutic Effects of Repetitive Transcranial Magnetic Stimulation (rTMS) on Neuroinflammation and Neuroplasticity in Patients with Parkinson's Disease: a Placebo-Controlled Study. Bull Exp Biol Med. 2018;165(2):195-9.

84. Leffa DT, Bellaver B, Salvi AA, de Oliveira C, Caumo W, Grevet EH et al. Transcranial direct current stimulation improves long-term memory deficits in an animal model of attention-deficit/hyperactivity disorder and modulates oxidative and inflammatory parameters. Brain Stimul. 2018 Jul-Aug;11(4):743-51.

85. Yan R bing, Zhang X li, Li Y hong, Hou J ming, Chen H, Liu H liang. Effect of transcranial direct-current stimulation on cognitive function in stroke patients: A systematic review and meta-analysis. PLOS ONE. 2020;15(6):e0233903.

86. Bornheim S, Thibaut A, Beaudart C, Maquet P, Croisier JL, Kaux JF. Evaluating the effects of tDCS in stroke patients using functional outcomes: a systematic review. Disability and Rehabilitation. 2022;44(1):13-23.

87. Marangolo P. The potential effects of transcranial direct current stimulation (tDCS) on language functioning: Combining neuromodulation and behavioral intervention in aphasia. Neuroscience Letters. 2020;719:133329.

88. Charvet LE, Dobbs B, Shaw MT, Bikson M, Datta A, Krupp LB. Remotely supervised transcranial direct current stimulation for the treatment of fatigue in multiple sclerosis: Results from a randomized, sham-controlled trial. Multiple Sclerosis Journal. 2018;24(13):1760-9.

89. Pilloni G, Choi C, Coghe G, Cocco E, Krupp LB, Pau M, Charvet LE. Gait and Functional Mobility in Multiple Sclerosis: Immediate Effects of Transcranial Direct Current Stimulation (tDCS) Paired with Aerobic Exercise. Front Neurol. 2020;11:310.

90. Agarwal S, Pawlak N, Cucca A, Sharma K, Dobbs B, Shaw M et al. Remotely-supervised transcranial direct current stimulation paired with cognitive training in Parkinson's disease: An open-label study. J Clin Neurosci. 2018;57:51-7.

91. Ganguly J, Murgai A, Sharma S, Aur D, Jog M. Non-invasive Transcranial Electrical Stimulation in Movement Disorders. Front Neurosci. 2020;14:522.

92. Miniussi C, Ruzzoli M. Transcranial stimulation and cognition. Handb Clin Neurol. 2013;116:739-50. doi: 10.1016/B978-0-444-53497-2.00056-5. PMID: 24112935.

93. Miniussi C, Cappa SF, Cohen LG, Floel A, Fregni F, Nitsche MA et al. Efficacy of repetitive transcranial magnetic stimulation/transcranial direct current stimulation in cognitive neurorehabilitation. Brain Stimul. 2008 Oct;1(4):326-36.

94. Cotelli M, Fertonani A, Miozzo A, Rosini S, Manenti R, Padovani A et al. Anomia training and brain stimulation in chronic aphasia. Neuropsychological Rehabilitation. 2011;21(5):717-41.

95. Finocchiaro C, Maimone M, Brighina F, Piccoli T, Giglia G, Fierro B. A Case Study of Primary Progressive Aphasia: Improvement on Verbs After rTMS Treatment. Neurocase. 2006;12(6):317-21.

96. Cotelli M, Calabria M, Manenti R, Rosini S, Zanetti O, Cappa SF, Miniussi C. Improved language performance in Alzheimer disease following brain stimulation. J Neurol Neurosurg Psychiatry. 2011;82(7):794-7.

97. Hesse MD, Sparing R, Fink GR. Ameliorating spatial neglect with non-invasive brain stimulation: From pathophysiological concepts to novel treatment strategies. Neuropsychological Rehabilitation. 2011;21(5):676-702.

98. Iyer MB, Mattu U, Grafman J, Lomarev M, Sato S, Wassermann EM. Safety and cognitive effect of frontal DC brain polarization in healthy individuals. Neurology. 2005;64(5):872-5.

99. Flöel A, Rösser N, Michka O, Knecht S, Breitenstein C. Noninvasive Brain Stimulation Improves Language Learning. Journal of Cognitive Neuroscience. 2008;20(8):1415-22.

100. Sparing R, Dafotakis M, Meister IG, Thirugnanasambandam N, Fink GR. Enhancing language performance with non-invasive brain stimulation – A transcranial direct current stimulation study in healthy humans. Neuropsychologia. 2008;46(1):261-8.

101. Fertonani A, Rosini S, Cotelli M, Rossini PM, Miniussi C. Naming facilitation induced by transcranial direct current stimulation. Behavioural Brain Research. 2010;208(2):311-8.

102. Baker JM, Rorden C, Fridriksson J. Using Transcranial Direct-Current Stimulation to Treat Stroke Patients with Aphasia. Stroke. 2010;41(6):1229-36.

103. Fiori V, Coccia M, Marinelli CV, Vecchi V, Bonifazi S, Ceravolo MG et al. Transcranial direct current stimulation improves word retrieval in healthy and nonfluent aphasic subjects. J Cogn Neurosci. 2011;23(9):2309-23.

104. Fridriksson J, Richardson JD, Baker JM, Rorden C. Transcranial Direct Current Stimulation Improves Naming Reaction Time in Fluent Aphasia. Stroke. 2011;42(3):819-21.

105. Sparing R, Thimm M, Hesse MD, Küst J, Karbe H, Fink GR. Bidirectional alterations of interhemispheric parietal balance by non-invasive cortical stimulation. Brain. 2009;132(11):3011-20.

106. Boggio PS, Valasek CA, Campanhã C, Giglio AC, Baptista NI, Lapenta OM, Fregni F. Non-invasive brain stimulation to assess and modulate neuroplasticity in Alzheimer's disease. Neuropsychological Rehabilitation. 2011;21(5):703-16.

107. Cotelli M, Manenti R, Zanetti O, Miniussi C. Non-Pharmacological Intervention for Memory Decline. Frontiers in Human Neuroscience. 2012;6:46.

108. Fregni F, Boggio PS, Nitsche M, Bermpohl F, Antal A, Feredoes E et al. Anodal transcranial direct current stimulation of prefrontal cortex enhances working memory. Exp Brain Res. 2005;166(1):23-30.

109. Ohn SH, Park CI, Yoo WK, Ko MH, Choi KP, Kim GM et al. Time-dependent effect of transcranial direct current stimulation on the enhancement of working memory. Neuroreport. 2008;19(1):43-7.

110. Vines BW, Schnider NM, Schlaug G. Testing for causality with transcranial direct current stimulation: pitch memory and the left supramarginal gyrus. NeuroReport. 2006;17(10):1047-50.

111. Antal A, Nitsche MA, Kruse W, Kincses TZ, Hoffmann KP, Paulus W. Direct Current Stimulation over V5 Enhances Visuomotor Coordination by Improving Motion Perception in Humans. Journal of Cognitive Neuroscience. 2004;16(4):521-7.

112. Jones DT, Graff-Radford J. Executive Dysfunction and the Prefrontal Cortex. CONTINUUM: Lifelong Learning in Neurology. 2021;27(6):1586-601.

113. Turkeltaub PE, Swears MK, D'Mello AM, Stoodley CJ. Cerebellar tDCS as a novel treatment for aphasia? Evidence from behavioral and resting-state functional connectivity data in healthy adults. Restorative Neurology and Neuroscience. 2016;34(4):491-505.

114. Marangolo P, Fiori V, Caltagirone C, Incoccia C, Gili T. Stairways to the brain: Transcutaneous spinal direct current stimulation (tsDCS) modulates a cerebellar-cortical network enhancing verb recovery. Brain Research. 2020;1727:146564.

115. Sandrini M, Umiltà C, Rusconi E. The use of transcranial magnetic stimulation in cognitive neuroscience: A new synthesis of methodological issues. Neuroscience & Biobehavioral Reviews. 2011;35(3):516-36.

116. Silvanto J, Muggleton N, Walsh V. State-dependency in brain stimulation studies of perception and cognition. Trends in Cognitive Sciences. 2008;12(12):447-54.

117. Miniussi C, Ruzzoli M, Walsh V. The mechanism of transcranial magnetic stimulation in cognition. Cortex. 2010;46(1):128-30.

118. Nitsche MA, Paulus W. Transcranial direct current stimulation – update 2011. Restorative Neurology and Neuroscience. 2011;29(6):463-92.

119. Morishima Y, Akaishi R, Yamada Y, Okuda J, Toma K, Sakai K. Task-specific signal transmission from prefrontal cortex in visual selective attention. Nature Neuroscience. 2009;12(1):85-91.

120. Brooks SK, Webster RK, Smith LE, Woodland L, Wessely S, Greenberg N et al. The psychological impact of quarantine and how to reduce it: rapid review of the evidence. The Lancet. 2020;395(10227):912-20.

121. Jeong H, Yim HW, Song YJ, Ki M, Min JA, Cho J et al. Mental health status of people isolated due to Middle East Respiratory Syndrome. Epidemiology and Health. 2016;38:e2016048.

122. Mak IWC, Chu CM, Pan PC, Yiu MGC, Ho SC, Chan VL. Risk factors for chronic post-traumatic stress disorder (PTSD) in SARS survivors. General Hospital Psychiatry. 2010;32(6):590-8.

123. Brunoni AR, Sampaio-Junior B, Moffa AH, Aparício LV, Gordon P, Klein I et al. Noninvasive brain stimulation in psychiatric disorders: a primer. Braz J Psychiatry. 2019;41(1):70-81.

124. Cirillo P, Gold AK, Nardi AE, Ornelas AC, Nierenberg AA, Camprodon J et al. Transcranial magnetic stimulation in anxiety and trauma related disorders: A systematic review and meta analysis. Brain Behav. 2019 Jun;9(6):e01284.

125. Ahmadizadeh MJ, Rezaei M. Unilateral right and bilateral dorsolateral prefrontal cortex transcranial magnetic stimulation in treatment post-traumatic stress disorder: A randomized controlled study. Brain Research Bulletin. 2018;140:334-40.

126. Zhang K, Zhou X, Liu H, Hashimoto K. Treatment concerns for psychiatric symptoms in patients with COVID-19 with or without psychiatric disorders. The British Journal of Psychiatry. 2020;217(1):351.

127. Lefaucheur JP, Antal A, Ayache SS, Benninger DH, Brunelin J, Cogiamanian F et al. Evidence-based guidelines on the therapeutic use of transcranial direct current stimulation (tDCS). Clin Neurophysiol. 2017;128(1):56-92.

128. D'Urso G, Mantovani A, Patti S, Toscano E, de Bartolomeis A. Transcranial Direct Current Stimulation in Obsessive-Compulsive Disorder, Posttraumatic Stress Disorder, and Anxiety Disorders. The Journal of ECT. 2018;34(3):172-81.

129. Ahmadizadeh MJ, Rezaei M, Fitzgerald PB. Transcranial direct current stimulation (tDCS) for post-traumatic stress disorder (PTSD): A randomized, double-blinded, controlled trial. Brain Research Bulletin. 2019;153:273-8.

130. Stein DJ, Fernandes Medeiros L, Caumo W, Torres IL. Transcranial Direct Current Stimulation in Patients with Anxiety: Current Perspectives. Neuropsychiatr Dis Treat. 2020;16:161-9.

131. Barker-Davies RM, O'Sullivan O, Senaratne KPP, Baker P, Cranley M, Dharm-Datta S et al. The Stanford Hall consensus statement for post-COVID-19 rehabilitation. Br J Sports Med. 2020;54(16):949-59.

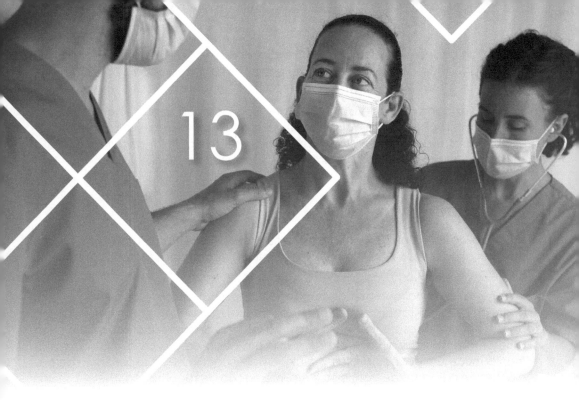

Fisioterapia na Reabilitação de Pacientes com a Síndrome Pós-Covid

Viviane Carolina Sales de Andrade

A síndrome pós-Covid é acompanhada de uma série de alterações funcionais em razão do comprometimento de diversos sistemas corporais, como o respiratório, cardiovascular, digestório, musculoesquelético e o sistema nervoso central e periférico.[1,2] Essas alterações são muito variáveis entre os indivíduos, fazendo com que a evolução e o prognóstico dos pacientes dependam de uma série de fatores, como grau do comprometimento desses sistemas, comorbidades associadas, tempo de internação, tempo e uso de ventilação mecânica, uso de oxigenoterapia, entre outros. Por essa razão, para que a reabilitação tenha sucesso o tratamento precisa ser individualizado.

Utilizando o conceito da Classificação Internacional de Funcionalidade (CIF), procuramos entender quem é esse indivíduo, de onde ele vem, quais são seus fatores pessoais, sociais e ambientais, quais são as estruturas e funções que estão alteradas, seu estado de saúde – nesse caso, a Covid e a presença ou não de comorbidades –, quais atividades ele consegue realizar e qual é seu grau de participação.[3] Assim, criamos uma visão geral sobre quem é o paciente e sobre o que ele espera.

Uma vez compreendido o contexto geral do indivíduo, o que só é possível por meio da interação entre a equipe multiprofissional,[2] torna-se necessária uma avaliação inicial específica de cada área. No presente capítulo, discorrerei sobre a atuação da fisioterapia no atendimento das sequelas de Covid 19.

Avaliação

A avaliação inicial é importante para que seja possível traçar uma meta funcional a ser atingida e, a partir dela, definir objetivos. As condutas tomadas durante as terapias são dependentes dos objetivos.

A meta funcional pode ser de curto, médio ou longo prazo, e depende de qual contexto de reabilitação o paciente está inserido. Ele pode estar em um ambiente de UTI, em cuidados de transição, em uma internação de reabilitação ou em um programa ambulatorial, fazendo com que em cada programa a visão do tratamento mude um pouco.[4] Neste capítulo, dividirei com vocês a experiência de pacientes em cuidados de transição e em internação de reabilitação.

Assim, uma avaliação adequada e o entendimento em qual programa de reabilitação o paciente está inserido são importantíssimos.

Existem várias escalas de avaliação que servem para quantificar e qualificar os aspectos funcionais do paciente pré e pós-tratamento. Na instituição onde tive a oportunidade de trabalhar, é realizada a anamnese, seguida da avaliação da função respiratória, do trofismo muscular, da amplitude de movimento, da força muscular por meio da *Medical Research Council Sum Score (MRC-SS)*, das trocas posturais, do equilíbrio por meio da *Short Physical Performance Battery (SPPB)*, da locomoção e marcha de maneira descritiva e os testes de sentar e levantar, o teste de caminhada de 6 minutos, a manuovacuometria, e realizava-se a aplicação da Medida Internacional de Funcionalidade (MIF). Apesar de a avaliação ser bem abrangente, a aplicação de algum desses itens em alguns momentos pode ser inviável dependendo do quadro do paciente ou serem insuficientes para rastrear os déficits, requerendo assim o uso de escalas ou métodos adicionais.

Uma vez que o paciente é avaliado, o fisioterapeuta discute junto com a equipe multiprofissional e com os demais colegas que atendem o paciente para traçar as metas e os objetivos, e, consequentemente, as condutas que serão realizadas.

Condutas da fisioterapia

Treino respiratório

Durante as sessões, avalia-se a saturação periférica de oxigênio (SPO_2), a ausculta pulmonar, o padrão e ritmo respiratório, a presença ou não de oxigenoterapia (e o volume utilizado) e a presença ou não de estoma traqueal.

O objetivo durante todas as sessões é promover melhora da função pulmonar, do *endurance*, da qualidade de vida, do bem-estar autopercebido[1] e manter a SPO_2 igual ou acima de 90%[5] e de, no máximo, 96%,[6] utilizando a suplementação de O_2 no volume mínimo necessário, caso seja preciso. Uma coisa importante de ressaltar é que as sessões visam sempre o máximo de potencialidade do indivíduo, podendo ser extenuantes. Para tanto, caso o paciente apresente uma queda da saturação de 5 pontos percentuais durante o exercício, mesmo que a saturação seja maior que 90%, é necessária suplementação de O_2 para evitar a hipoxemia induzida pelo exercício,[7] evitando sobrecarga cardíaca.

Como condutas, utilizam-se exercícios de mobilidade torácica; alongamentos de músculos, de tronco e respiratórios; respirações diafragmáticas, em tempos e sustentadas e como recurso, encontram-se bons resultados com o Power Breath.

Para a postulação da carga do Power Breath ou antigo Threshold, faz-se a mensuração da pressão inspiratória ($PI_{máx}$) e expiratória máxima ($PE_{máx}$) por meio da manuovacuometria,[8] que é uma importante medida de avaliação.[2] Essa medida é feita sempre que possível com o paciente sentado na cadeira de rodas. A carga, então, é baseada em 30-40% do valor da $PI_{máx}$ visto na avaliação inicial[3] e de acordo com o predito pela idade.[9] Caso o valor inicial esteja abaixo do predito para idade, realizam-se treino de força muscular: 10 a 15 repetições.[3] Caso o valor esteja dentro da faixa esperada e o problema seja de resistência da musculatura respiratória, o treino é baseado em tentar aumentar o tempo em que o indivíduo consegue respirar com o equipamento. Os pacientes devem ser orientados a realizar o treino sentado, no leito ou em cadeira de rodas, três vezes ao dia, sendo que ao menos uma vez ao dia com a supervisão do profissional para adequar possíveis erros de execução. As reavaliações da PI e $PE_{máx}$ são feitas semanalmente, para que o acompanhamento da evolução e o aumento da carga do equipamento seja feito progressivamente.

Nos casos em que os pacientes apresentem sinais de acúmulo de secreção, utiliza-se estímulo a tosse[6] e o *shaker*, reduzindo o risco de reinfecção e a resistência as trocas gasosas.

Treino cardiorrespiratório

Antes da Fisioterapia, durante e ao final, devem ser coletados dados de pressão arterial sistêmica (PAS) e frequência cardíaca. Os treinos são sempre realizados respeitando sinais de descompensação tanto cardíaca quanto respiratória ou outros sintomas relatados pelo paciente.

Uma vez que o paciente apresente condições clínicas e tenha liberação médica, um cicloergômetro ativo portátil de MMSS e MMII[2] pode ser deixado no quarto do paciente, caso esteja internado, para que seja usado em terapia, ou se possível, para que o paciente use aos finais de semanas em que o número de terapias é reduzido. O objetivo é promover melhora das respostas cardiorrespiratórias e imunológicas[10]. O tempo e a frequência do uso dependem de cada caso e se o paciente realiza Condicionamento Físico (CF). Caso realize CF a interação entre os membros da equipe torna-se extremamente importante para definir as condutas, fazendo com que os estímulos não se repitam e que os tempos de descanso sejam respeitados. O intuito é promover esse tipo de treino uma vez ao dia.[3]

Trocas posturais

Uma vez que o paciente se encontra fora do estado crítico e mais estável clinicamente, é o momento de pensar em potencializar cada vez mais suas funções,[6] deixando-o cada vez mais participativo e independente na realização das atividades de vida diária,[4] nas trocas posturais, na sedestação, na mobilidade[2] e no ortostatismo.

A maior participação do paciente durante as trocas posturais auxilia a melhora das questões cardiorrespiratórias, na prevenção de formação de úlceras, nas respostas vasculares, na ativação muscular, na redução do risco de encurtamentos e deformidades e nos cuidados da Enfermagem. Além disso, para um paciente que chega sem nenhum tipo de autonomia, o simples fato de ser capaz de rolar, por exemplo, possibilita melhora dos aspectos psicológicos.

Entre as trocas posturais treinadas estão o rolar, a passagem de um decúbito para outro, a passagem de deitado para sentado,[5] a passagem da cama para uma cadeira de rodas e/ou cadeira de banho e de sentado para em pé. Todas essas trocas podem ser estimuladas durante as terapias como forma de treino direto na função, o que possibilita a ativação de várias musculaturas e recruta uma série de comandos neurocognitivos.

Sedestação

Sempre que possível, iniciar de maneira mais precoce e adequada possível. Por isso, quando o paciente não possui contraindicação e tem a liberação médica, uma das primeiras coisas que o fisioterapeuta deve fazer é conversar com o fisiatra responsável e deixar uma cadeira de rodas com uma almofada adequada dentro do quarto do paciente, para que o paciente possa ficar em sedestação.

O uso da cadeira de rodas é mais significativo do que poltronas hospitalares convencionais, pois propicia melhor alinhamento e postura. A sedestação auxilia a melhora das respostas cardiovasculares, a melhora da mecânica respiratória, a liberação de pontos de pressão, a redução das dores musculoesqueléticas, a prevenção de alguns encurtamentos e deformidades, a promoção de estímulo às musculaturas antigravitárias e o controle postural, e à medida que o paciente evolui, a cadeira de rodas (CR) passa a ser o primeiro meio de mobilidade independente desse indivíduo.

Esse processo de manutenção do paciente em sedestação é gradativo, respeitando os sinais clínicos e os sinais autorrelatados pelo paciente. O trabalho em equipe e o auxílio da Enfermagem torna-se extremamente necessário. Para pacientes em oxigenioterapia, às vezes, faz-se necessário o aumento da suplementação de O_2, por isso, a SPO_2 deve ser sempre acompanhada, assim como os demais sinais clínicos.

À medida que o paciente aumenta o tempo em sedestação, torna-se mais fácil a progressão dos treinos e, consequentemente, aumenta a possibilidade da promoção do ortostatismo.

Além disso, a sedestação em CR permite o treino de mobilidade, o que produz mais autonomia. O paciente, ao invés de permanecer deitado no leito pedindo auxílio, pode ser treinado a tocar sua própria cadeira para que realize algumas atividades, como pegar sua própria água.

Treino de transferências

Uma vez que o paciente consiga permanecer mais tempo na CR, nos casos em que precisam dela, pode ser realizado o treino da passagem da cama para CR e vice-versa, com ou sem auxílio de tábua de transferência. Isso possibilita que o uso de um transfer ou de 2 ou mais profissionais para realizar a transferência seja abolido. Além disso, essa "simples" ação aumenta a ativação muscular em tarefas cotidianas, como sair do leito para tomar banho.

Outro treino que pode ser realizado é o da passagem da CR para o carro e vice-versa nos casos em que o paciente recebe alta sem deambular. Esse treino pode ser realizado junto com a terapia ocupacional e, de preferência, com um carro semelhante ao do paciente. Caso seja necessário, adaptações (tecnologias assistivas) são sugeridas, bem como orientações adicionais.

Ortostatismo

O ortostatismo pode ser iniciado em uma prancha ortostática, a depender do quadro clínico e motor do paciente. É possível associar durante essa terapêutica exercícios de tronco e MMSS, e eletroestimulação em MMII e MMSS. Os sinais clínicos devem ser acompanhados. A inclinação da maca é realizada progressivamente na terapia ou ao longo das sessões, e em casos que são necessários, aumenta-se o aporte de O_2. Em algumas situações, torna-se necessário o uso de órteses de membros inferiores (MMII), como as órteses suropodálicas, para melhorar o posicionamento dos pés e evitar lesões osteomioarticulares.

Após o paciente adquirir uma adaptação hemodinâmica, realiza-se a transição da prancha para o *stand-in-table*, que promove menos suporte, permitindo um treino motor e cardiovascular mais avançado. Com o paciente no *stand-in-table*, é possível evoluir o treino de várias maneiras: aumentar o tempo de permanência no equipamento; associar exercícios de MMSS com bolas, pesos, cones e outros; realizar exercícios de tronco; associar à eletroestimulação em tronco, MMSS e MMII e afrouxar algumas tiras do equipamento exigindo maior ativação muscular do paciente.

Na tentativa de deixar o paciente em ortostase pelo maior tempo possível, o fisioterapeuta pode colocar o paciente nessa posição e realizar a terapia, e conversar com o terapeuta que fará a terapia seguinte, deixando o paciente nessa posição até o máximo tolerado. O outro profissional ou a equipe de Enfermagem responsabiliza-se pela retirada do paciente do equipamento.

Dependendo do número de sessões de fisioterapia que o paciente realizará por semana, a equipe pode organizar-se de diversas maneiras, tentando promover o ortostatismo diariamente, assim como a sedestação, e realizando os treinos funcionais nos demais horários. Para que isso seja possível, tornam-se necessárias ao menos 2 sessões de Fisioterapia por dia.

Fortalecimento muscular seletivo

Pensando na meta e nos objetivos dos pacientes que devem ser atingidos, o fortalecimento muscular seletivo também faz parte importante do processo,[11] podendo ser realizado pela equipe de Fisioterapia ou de Condicionamento Físico (CF).

Nos casos em que o paciente não é liberado para realizar CF, o programa de Fisioterapia deve englobar todos os aspectos descritos anteriormente e os treinos específicos. Para isso, a progressão da carga a cada sessão é importante. Assim, são utilizados *thera-band* de diversas cores, caneleiras, bolas de diferentes pesos e tamanhos, bastão e vários outros equipamentos.

Os treinos de controle de tronco sentado no leito ou em CR também são extremamente importantes[11] pensando na ativação específica dos músculos do tronco e no controle postural, e fornecendo subsídios para uma melhor mecânica respiratória e um melhor ortostatismo.

Estimulação Elétrica Neuromuscular

Outro recurso extremamente utilizado é a Estimulação Elétrica Neuromuscular (FES),[2,6,12] com o objetivo de promover melhora das dores musculoesqueléticas, das informações sensoriais e/ou fraqueza muscular. A escolha do grupo muscular a ser aplicado depende dos objetivos funcionais e/ou do quadro álgico.

Os parâmetros do equipamento como: frequência, largura de pulso, tempo *on* e *off*, subida e descida e tempo de estímulo dependem do objetivo da terapia.

O FES pode ser associado a outras terapêuticas ou ser realizado de maneira isolada, o que também depende dos objetivos da equipe.

Treino de marcha

Ele pode ser iniciado com suspensores de peso corporal ou em terapias robóticas como o Lokomat® e o C-MILL®. Deve-se discutir entre equipe e definir com os fisiatras e clínicos se o paciente se encontra no momento adequado. Para essas terapêuticas, o paciente deve permanecer mais tempo em ortostase e os coletes dos equipamentos provocam limitação da expansibilidade torácica e aumento da resistência ao retorno vascular, exigindo maior aptidão do indivíduo.

Os sinais clínicos e autorrelatados do paciente também são utilizados para indicar ou contraindicar esse tipo de terapêutica.

Outro fator a ser considerado é o fato de o paciente estar ou não em isolamento de contato, pois essa questão pode restringir o uso de alguns desses recursos tecnológicos, impactando de certa maneira a evolução do quadro funcional.

À medida que o paciente evolui e recursos mais simples podem ser utilizados, o treino de marcha deve ser realizado pensando em uma progressão, desde a evolução de recursos que forneçam maior assistência para os de menor, como: barras paralelas e/ou andador, muleta canadense bilateral ou unilateral, bengalas

(4 pontos ou 1 ponto), ou sem dispositivo auxiliar. Treinos de equilíbrio em diferentes bases de suporte e superfícies devem ser adicionados. Aumento das distâncias percorridas,[5] diferentes bases de suporte durante a marcha, treino de tarefas simples e dupla-tarefas, em terrenos regulares e irregulares e treino de subida e descida de escadas e rampas também são importantes.

Órteses

Nos casos necessários, prescreve-se órteses com o objetivo de prevenir encurtamentos e ou deformidades ou para auxiliar na marcha. A progressão dessas órteses é feita, quando possível, de uma de maior assistência para a de menor. Em outros casos, seu uso pode ser abolido.

Retorno para casa

Preparar o paciente para retornar para casa é outra parte crucial do processo. No final de uma internação, um dos principais focos é tentar auxiliar o paciente o máximo possível a entender como será sua nova vida ao chegar em casa após tanto tempo em ambientes hospitalares.

Saber de onde ele vem é importante, pois muitos pacientes saem de suas cidades natais para outras cidades para receberem tratamento. Avaliar a capacidade deles de voltarem para casa de carro ou de avião, e não em uma UTI aérea faz parte do papel da equipe multiprofissional, e do fisioterapeuta.

Nos casos em que o paciente retornará para casa de avião, é preciso entender quantas horas essa viagem levará e definir se o paciente tolerá. Caso sim, uma gasometria arterial deve ser pedida e o fisiatra responsável deve preencher o Formulário de Informações para Passageiros com Necessidades Especiais (MEDIF), que são requisitos para que a companhia aérea libere o paciente para o voo. Isso requer organização da equipe, pois há prazos definidos. Além disso, caso o paciente precise de suplementação de oxigênio e de cadeira de rodas para se locomover, os equipamentos, como concentradores de oxigênio e CR, devem ser orientados pela equipe e locados antes da viagem.

Reunião de equipe

Um dos principais fatores que possibilitam bons resultados dentro de uma instituição de reabilitação é a Reunião de Equipe semanal, pois é nesse momento em que um profissional de cada área passa aspectos específicos referentes ao paciente, fazendo com que seja possível entender desde os aspectos sociais, psicológicos, clínicos, nutricionais, ocupacionais, fonoaudiólogicos e os motores de cada indivíduo.

Conclusão

Fazer parte da transformação dos pacientes com a equipe é extremamente enriquecedor, pois juntos os auxiliamos a fortalecer-se e entender a nova etapa da vida.

Apesar de na Fisioterapia sempre ouvirmos "Quero voltar a andar", às vezes é preciso muito mais tempo ou essa meta não pode ser atingida, naquele momento. Mas fazer o paciente entender que há muito mais do que andar e, com isso, receber mensagens de agradecimento e vídeos do reencontro com a família será sempre inesquecível.

A experiência adquirida no período de pandemia fortaleceu ainda mais a visão de que a reabilitação é muito mais do que estruturas e funções. Reabilitar é entender o ser humano, o momento em que cada um encontra-se, procurar o melhor tom de voz, aquilo que o indivíduo gosta, conseguir enxergar o todo e aceitar que cada ser humano é único!

Referências

Ceravolo MG, Arienti C, de Sire A, Andrenelli E, Negrini F, Lazzarini SG et al. Rehabilitation and COVID-19: the Cochrane Rehabilitation 2020 rapid living systematic review. Eur J Phys Rehabil Med. 2020;56(5):642-51.

Sheehy L. Considerations for Postacute Rehabilitation for Survivors of COVID-19. JMIR Public Health Surveill. 2020;6(2):e19462.

Zeng B, Chen D, Qiu Z, Zhang M, Wang G; Rehabilitation Group of Geriatric Medicine branch of Chinese Medical Association et al. Expert consensus on protocol of rehabilitation for COVID-19 patients using framework and approaches of WHO International Family Classifications. Aging Med (Milton). 2020;3(2):82-94.

Iannaccone S, Castelazzi P, Tettamanti A, Houdayer E, Brugliera L, de Blasio F et al. Role of Rehabilitation Department for Adult Individuals with Covid-19: The Experience of the San Raffaele Hospital of Milan. Archives of Physical Medicine and Rehabilitation. 2020;101(9):1656-61.

Curci C, Negrini F, Ferrillo M, Bergonzi R, Bonacci E, Camozzi DM et al. Functional outcome after inpatient rehabilitation in postintensive care unit COVID-19 patients: findings and clinical implications from a real-practice retrospective study. Eur J Phys Rehabil Med. 2021;57(3):443-50.

Righetti RF, Onoue MA, Politi FVA, Teixeira DT, Souza PN, Kondo CS et al. Physiotherapy Care of Patients with Coronavirus Disease 2019 (COVID-19) - A Brazilian Experience. Clinics (Sao Paulo). 2020;75:e2017.

Kalin A, Javid B, Knight M, Inada-Kim M, Greenhalgh T. Direct and Indirect Evidence of Efficacy and Safety of Rapid Exercise Tests for Exertional Desaturation in Covid-19: A Rapid Systematic Review. Systematic Reviews. 2021;(10)1.

Polkey MI. Respiratory Muscle Assessment in Clinical Practice. Clinics in Chest Medicine. 2019;(40)2:307-15.

Severin R, Arena R, Lavie CJ, Bond S, Phillips SA. Respiratory Muscle Performance Screening for Infectious Disease Management Following COVID-19: A Highly Pressurized Situation. Am J Med. 2020;133(9):1025-32.

Alawna M, Maro M, Mohamed AA. Aerobic Exercises Recommendations and Specifications for Patients with Covid-19: A Systematic Review. European Review for Medical and Pharmacological Sciences. 2020;24(24):13049-55.

Sun T, Guo L, Tian F, Dai T, Xing X, Zhao J et al. Rehabilitation of Patients with Covid-19. Expert Review of Respiratory Medicine. 2020;14(12):1249-56.

de Andrade-Junior MC, de Salles ICD, de Brito CMM, Pastore-Junior L, Righetti RF, Yamaguti WP. Skeletal Muscle Wasting and Function Impairment in Intensive Care Patients with Severe COVID-19. Front Physiol. 2021;12:640973.

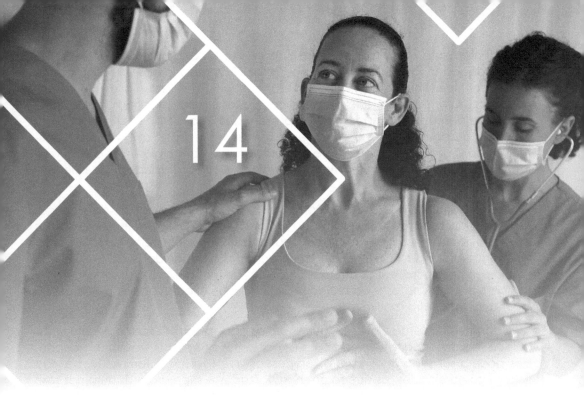

Condicionamento Físico na Reabilitação das Sequelas Pós-Covid-19

José Alberto Aguilar Cortez
Natália Araújo Mazzini
Ricardo Amboni

Introdução

Com a difusão rápida e generalizada da Covid-19, trazendo um caráter pandêmico ao vírus, medidas governamentais sanitárias drásticas, como o isolamento social, foram requeridas. As ações imediatistas acentuaram ainda mais o nosso estilo de vida deletério à saúde, capacidades físicas e funções orgânicas, que compromete as atividades cotidianas e a qualidade de vida. Esse contexto deixou evidente a dimensão e o peso de outras pandemias que, embora antigas e já bem estabelecidas, estavam associadas a uma modernidade urbana responsável pela obesidade e pela inatividade física.

Recentemente, durante a pandemia, foi bem estudada a relação do sedentarismo e das doenças com as mortes por Covid-19. A maioria das vítimas fatais era diabética, hipertensa, coronariana, obesa, com DPOC e sedentários. Os indicadores reforçaram a importância da prática regular e supervisionada de exercícios físicos que desempenha papel vital na prevenção e recuperação de doenças infecciosas e degenerativas. O movimento humano é indispensável para a manutenção da vitalidade e longevidade e, infelizmente, a pandemia impôs acentuado tempo de inatividade física aumentando, ainda mais, a gravidade das doenças crônicas na população.

Ao contrário do que foi observado, no início da disseminação da doença, quando toda atenção era voltada ao impacto sobre as vias aéreas, os estudos realizados na fase hospitalar mostraram outras consequências relacionadas com a internação prolongada. Impressionou nos achados a capacidade de o vírus se difundir e comprometer outros sistemas orgânicos de forma exponencial. A síndrome também era mais nefasta ao tecido muscular esquelético quando comparada à internação por outro motivo.[1]

A complexidade da Covid-19, que afeta as capacidades físicas e psicológicas, justifica tratamento diferenciado para os pacientes que sobreviveram à infecção. Eles podem ser separados em três grupos: os que tiveram sintomas leves e não tinham comorbidades, os que foram hospitalizados e superaram os sintomas sem necessidade de procedimentos invasivos, e aqueles que foram entubados, tiveram longo período de internação antes da alta hospitalar e ficaram com sequelas da doença, o que dificultava o retorno a uma vida normal. No último grupo estão incluídos os idosos com sistema imunológico mais frágil, os doentes pulmonares, renais e hepáticos crônicos, os diabéticos e os obesos. Nesses casos, a indicação e a prescrição de exercícios físicos, embora necessária, só deve ser considerada quando o paciente se apresentar apto após as sessões de fisioterapia e liberação do médico. O treinamento deverá priorizar os estímulos para a musculatura esquelética, com ênfase para os músculos dos membros inferiores, visando acelerar o processo de recuperação da autonomia funcional e retorno a uma vida social e profissional próximas da normalidade.

Neste capítulo trazemos os impactos negativos sobre as funções que são responsáveis pelo desempenho do organismo diante do exercício físico, orientações quanto à inicialização de um programa de recuperação pós-infecção e como será abordada a sessão de exercícios e a sua progressão. Na conclusão, destacamos o impacto benéfico que o treinamento físico sistematizado promove nas funções psicofísicas que são alvo da síndrome do coronavírus.

Importância dos exercícios físicos na reabilitação pós-Covid-19

A prática de exercícios físicos, de forma regular, pode trazer inúmeros benefícios e, dentre eles, têm sido evidenciados na literatura a melhora do sistema imunológico, o aumento de citocinas anti-inflamatórias, a diminuição de citocinas pró inflamatórias e a imunossenescência.[2,3]

O efeito potencializado da eficiência do sistema imunológico é de grande importância para todas as pessoas, mas, principalmente, para aquelas que já possuem algum tipo de comorbidade, como obesidade, diabetes tipo 2, doenças cardiorrespiratórias e distúrbios psicológicos (p. ex., depressão e ansiedade). Tais comorbidades são caracterizadas por altos níveis de estresse oxidativo e citocinas pró-inflamatórias, que submetem o corpo a um estado de inflamação crônica de baixo grau. Esse quadro pode levar a uma resposta imunológica prejudicada (alterações no desenvolvimento de leucócitos e fenótipos, prejudicando as respostas das células) e maior suscetibilidade a todos os vírus da gripe, incluindo Covid-19.[2,4] Vale ressaltar que o exercício físico praticado com regularidade pode ajudar a prevenir e a diminuir os efeitos nefastos das comorbidades citadas.

Na revisão sistemática de Chastin et al.,[4] os autores investigaram os efeitos da prática de exercícios físicos regulares no sistema imune, na vacinação e no risco de contágio de doenças infecciosas na população. Apesar de este estudo não ter sido realizado com o vírus da Covid-19, podemos, com muita parcimônia, extrapolar os resultados para o nosso público-alvo. Foram 54 estudos, que avaliaram fatores como contagem de células do sistema imunológico, contagem de leucócitos, concentração de anticorpos, risco de infecções diagnosticadas clinicamente e risco de complicações registradas (hospitalização e mortalidade). Verificou-se que um nível mais alto de atividade física está associado a uma redução de 31% no risco de doenças infecciosas e 37% no risco de mortalidade por essas doenças. A concentração de anticorpos após a vacinação contra gripe comum foi maior (após 20 semanas de treinamento), mas, nessa análise em específico, só foram incluídos 6 estudos daqueles 54 citados anteriormente e o efeito encontrado não foi relevante. Além disso, houve aumento na contagem de células e na concentração de imunoglobulina salivar com diminuição de contagem de neutrófilos comparado ao grupo controle.

O exercício físico, que atua na primeira linha de defesa do nosso corpo para não ficarmos doentes, também está sendo fortemente recomendado para a recuperação pós-Covid-19.

Desde o início da pandemia, em março de 2020, pesquisadores e profissionais da saúde do mundo todo tem reunido esforços para compreender esse novo vírus. As formas e os mecanismos de contaminação já foram bem estabelecidos, além disso, foram identificadas características semelhantes nos sintomas e nas consequências da doença nos pacientes. Entretanto, com o decorrer das investigações e o acompanhamento em curto e longo prazo dos indivíduos, ficou evidente que a Covid-19 é capaz de afetar diferentes tecidos do corpo e causar sintomas peculiares em cada paciente.

Foram descritas, na Tabela 14.1, as características mais frequentes, que podem ou não persistirem, e os benefícios que a prática de exercícios físicos pode trazer para cada sintoma, respectivamente.

Tabela 14.1 – Consequências e sintomas da Covid-19 e os benefícios do exercício físico.

	Sintomas e consequências da Covid-19	Benefícios exercícios físicos
Psicológico	Depressão, ansiedade, estresse pós-traumático	Controle da dor, melhoria do bem-estar e estado de humor, diminuição do estresse
Neurológico	Alterações cognitivas, dor de cabeça, alterações no olfato e paladar, distúrbios do sono, neuropatia periférica, delírios e tontura	Estimula a plasticidade neural, melhora de habilidades neurocognitivas, melhora da disfunção cognitiva, melhora da qualidade do sono
Cardiovascular	Palpitações, aperto no peito, hipotensão ortostática, síncopes, disautonomia	Aumento da biogênese mitocondrial, da vascularização, do volume sistólico, débito cardíaco, melhora da função cardíaca, diminuição da pressão sanguínea e frequência cardíaca e normalização da disautonomia
Respiratória	Dispneia e tosse	Diminuição da dispneia, melhora do consumo de oxigênio, da função pulmonar e do estresse oxidativo
Musculoesquelético	Fadiga, fraqueza, dores articulares e musculares	Aumento da massa muscular, da força muscular, da coordenação intermuscular e da tolerância ao exercício/esforço

Fonte: Adaptada de Jimeno-Almazán.[5]

Cuidados iniciais que precedem o início do condicionamento físico

O estado de saúde e a condição física do paciente encaminhado para um programa de reabilitação pós-Covid-19 depende de inúmeros fatores e pode passar por diversas etapas até ser liberado para um programa de condicionamento físico. É consensual que o retorno ao exercício ou à atividade esportiva só deve ocorrer após um período assintomático de pelo menos sete dias e que outros cuidados devem ser tomados.

No Centro de Reabilitação onde nossa equipe trabalha, após o tratamento com os fisioterapeutas e a liberação dos médicos fisiatras, o paciente é encaminhado para a prática de exercícios físicos individualizados. A personalização de procedimentos se justifica por se tratar de doença que pode, ou não, apresentar complicações distintas. A insuficiência respiratória causada pelo coronavírus apresenta alterações graves em até 67% dos pacientes que foram internados e eles só podem ser liberados para a prática de exercícios aeróbios após superarem a fase de oxigenoterapia e medidas de suporte. Entre as consequências da infecção a serem tratadas algumas são persistentes, como fadiga, dispneia, taquicardia e atrofia muscular, que compromete a capacidade funcional. A extensão das sequelas decorrentes da imobilidade parcial afeta a locomoção, o equilíbrio e a coordenação e exige cuidados direcionados para o sistema neuromuscular. Nessa etapa da recuperação, o objetivo é restabelecer a autonomia do paciente para voltar a desempenhar, com segurança, as atividades cotidianas e estimular a aderência à prática de atividades físicas de forma regular. Portanto, conhecer o histórico do paciente com relação ao Covid-19 é de extrema importância.

A seguir apresentamos algumas questões relacionadas ao período em que o indivíduo estava com Covid-19: Quais foram os sintomas do indivíduo? Ele permaneceu ou não internado? Se sim, por quanto tempo? Ele precisou ser intubado ou usar oxigênio via cateter? Se sim, por quanto tempo? Quais foram as medicações utilizadas? Realizou fisioterapia no leito ou após a alta hospitalar?

Todas essas perguntas implicam respostas que facilitam a individualização de procedimentos, porque o tempo de internação tem relação direta com a perda de massa muscular – o repouso pode gerar uma perda de 10-15% por semana, já a imobilização acarreta até 50% de perda em apenas duas semanas.[7] O uso de corticoides, sedativos e bloqueadores neuromusculares também podem trazer danos para a musculatura respiratória e periférica. Na fase pré-condicionamento físico, a ação dos médicos fisiatras e dos fisioterapeutas visando à recuperação da massa muscular, e a melhora da capacidade aeróbia contribui, decisivamente, para viabilizar a intervenção do profissional de Educação Física.

Pacientes que apresentam outras comorbidades associadas e relevantes, como diabetes e hipertensão, precisam ser avaliados com ecocardiograma e eletrocardiograma antes de iniciarem o programa de condicionamento físico. Tais cuidados se justificam porque existe a possibilidade do aparecimento de inflamação do miocárdio no pós-Covid-19.

Na publicação feita pela Jennifer Abbasi, em 2021, no *Journal of the American Medical Association*, pesquisadores da Alemanha examinaram dados de 100 pacientes, 2 a 3 meses após diagnóstico de Covid-19. Eles estavam recuperados da inflamação causada pelo vírus, teste negativo, mas 60 indivíduos apresentaram indícios de inflamação do miocárdio diagnosticada após a ressonância magnética. Os corações estavam aumentados e bombeando com menos eficiência por conta de hipertrofia ventricular esquerda e menor fração de ejeção. Matthias Friedrich, MD, chefe de imagem cardiovascular do Centro de Saúde da Universidade McGill, em Montreal, cita o temor de que, mesmo entre pacientes com infecções mais brandas, a inflamação sustentada possa causar problemas futuros como cicatrizes, arritmias e insuficiência cardíaca, mas só o tempo dirá. Diretrizes europeias e americanas defendem restrições ao exercício por 3 a 6 meses em casos de miocardite confirmada por ressonância magnética cardíaca ou biópsia endomiocárdica.

Tais achados reforçam a necessidade de se manter como rotina consultas e exames cardiológicos. Também podem ser colocadas em prática avaliações específicas, para triagem do paciente, que podem ser realizadas pelos profissionais da saúde (educação física e fisioterapia), na fase pré-participação em programa de exercícios físicos.

O teste de função pulmonar, indicado pelo Guia de Recomendações para Reabilitação tanto na fase hospitalar como pós-Covid-19, deve ser realizado. Para a prescrição de exercícios, a recomendação é aplicá-lo, se possível, entre 6 e 8 semanas após a alta hospitalar, porque a doença pode gerar redução dos volumes e capacidades pulmonares, fibrose pulmonar e fraqueza dos músculos ventilatórios.

Outro cuidado importante é perguntar ao indivíduo quais são as suas principais queixas, porque as respostas permitem que sejam traçadas metas coerentes com o intuito de minimizar as limitações identificadas.

Entre os sintomas mais prováveis estão: falta de ar, fadiga, insônia, dores articulares, dores musculares, tosse, medo ou ansiedade e dor no peito (localização, correlação com esforço?). A dor no peito pode estar relacionada com isquemia, inflamação do pericárdio e miocárdio e inflamação da pleura, sintomas que reforçam a necessidade de acompanhamento com o cardiologista.

Existem várias escalas utilizadas para avaliar outras enfermidades, mas que estão sendo bastante usadas para pacientes pós-Covid-19, como:

- ▶ **Post-covid-19 Functional Status Scale (PCFSS)**: ferramenta para medir o *status* funcional ao longo do tempo.

- ▶ **Escala de Dispneia Modificada**: para avaliar a dispneia nas atividades cotidianas, instrumento muito utilizado em pacientes com DPOC (doença pulmonar obstrutiva crônica).

- ▶ **Escala de Severidade da Fadiga**: muito usada em pacientes com esclerose múltipla.

- ▶ **Teste do Sentar e Levantar**: para avaliar a capacidade física e a saturação de O_2 durante esforço em pacientes após Covid-19 (o teste dura 1 minuto e o indivíduo deve executar o maior número de repetições sem dessaturar mais do que 4%).

- ▶ **Teste de Caminhada de 6 Minutos**: também utilizado para medir a saturação de O_2 durante o esforço, mas que exige espaço físico maior, resistência, boa marcha e equilíbrio do paciente para percorrer maior distância possível em 6 minutos.

- ▶ **Teste Ergométrico**: avaliação fortemente recomendada, quando possível, dependendo do quadro clínico do paciente pós-Covid-19 e da fase da reabilitação. Entre todos, é o único que pode garantir a segurança cardiovascular do paciente durante o esforço físico e que garante parâmetros fisiológicos (frequência cardíaca e pressão arterial durante o esforço e na fase de recuperação) para serem utilizados na prescrição do exercício aeróbio.

Prescrição de exercícios aeróbios e de fortalecimento muscular no pós-Covid-19

Os profissionais da saúde e os pacientes podem sentir-se inseguros sobre quando e como retornar à prática de atividades físicas após a Covid-19. Apesar do número relevante de publicações que foram feitas com indicações de procedimentos para a reabilitação dos pacientes, ainda não existe protocolo definido para esse público específico.

É sabido que as atividades físicas que provocam adaptações centrais, responsáveis pela melhora do desempenho do coração, e periféricas, tanto hemodinâmicas quanto metabólicas, são fundamentais para os sistemas respiratório, circulatório e muscular. Portanto, a prática regular de exercícios aeróbios melhora o condicionamento físico geral e protege os órgãos alvos da agressividade da Covid-19 sobre eles. Caminhar, correr, pedalar, nadar, dançar etc. são exercícios fundamentais para a superação das sequelas pós-Covid-19. Essas atividades estimulam o sistema imunológico e previnem doenças cardiovasculares, diabetes tipo 2 e obesidade. Entretanto, os pacientes com doença cardiovascular pré-existente, quando infectados pela Covid-19, tem um prognóstico ruim que pode ser agravado pelo uso de medicamentos antivirais e causar insuficiência cardíaca, arritmias ou outros distúrbios cardiovasculares, condições que limitam a indicação e a prescrição do paciente à prática de exercícios aeróbios. Quando indicado, o treinamento aeróbio deverá respeitar as limitações para assimilação do tipo, da intensidade e duração do exercício.

A reabilitação cardiopulmonar dos pacientes pós-Covid-19, que justifica a importância dos exercícios aeróbios, na fase inicial depende muito dos exercícios de resistência muscular localizada, para recuperação dos músculos dos membros inferiores responsáveis pela locomoção.

A perda de massa magra durante o período de internação implica em aumento, acima do normal, do consumo de oxigênio, durante pequenos esforços, provocando respostas mais agudas da frequência cardíaca e do duplo produto (que traduz indiretamente o consumo de oxigênio do miocárdio).

Tais manifestações do aparelho circulatório limitam o desempenho, aumentam a insegurança do paciente e justificam intervenções a partir de exercícios físicos que promovam alterações hemodinâmicas e metabólicas nos músculos das pernas. Portanto, em um primeiro momento, os exercícios localizados de resistência muscular localizada devem ser prioritários para melhorar a capacidade de desempenho e possibilitar a prescrição de treinamento aeróbio com duração e intensidade que viabilizem as adaptações esperadas.

Os exercícios direcionados para aumentar a força e a resistência muscular localizada praticados com pesos livres, aparelhos, elásticos ou com o próprio peso corporal, desde 1998 foram reconhecidos como essenciais para a saúde.

Para os iniciantes e os fragilizados, como os pacientes que iniciam o programa de exercícios físicos na fase de recuperação pós-Covid-19, as diretrizes sugerem cuidados especiais. A escolha dos exercícios, as cargas (intensidade), o número de repetições, de séries, de intervalos entre as séries e a frequência semanal do treinamento devem respeitar as características individuais do paciente na fase de transição que precede o retorno a uma vida normal.

O treinamento da resistência localizada é o mais indicado nessa fase e se sobrepõe ao treinamento da força e da potência entre as metas treináveis com o uso de sobrecargas. Os exercícios devem ser direcionados, prioritariamente, para os músculos dos membros inferiores porque influenciarão na melhora do equilíbrio, da agilidade, da coordenação motora e da flexibilidade. Como consequência, o aumento da velocidade da caminhada permitirá a obtenção de resultados mais expressivos da resistência cardiorrespiratória.

A evolução do volume e da intensidade dos treinos dependerá das condições iniciais do praticante, da sua experiência prévia no treinamento com sobrecargas e da sua predisposição genética.

As adaptações fisiológicas do treinamento da resistência se apoiam no princípio da especificidade e são determinadas pelos seguintes fatores: grupos musculares envolvidos, sistema energético predominante, velocidade do movimento, amplitude do movimento, intensidade e volume de treinamento. A eficácia do programa de treinamento de resistência depende da definição dos objetivos, portanto, da sua especificidade.

Diante do exposto, seguem algumas sugestões e orientações de grandes centros especializados.

O artigo de revisão publicado pela Sociedade de Cardiologia do Estado de São Paulo (Socesp) em 2020[8.] apresenta uma proposta de reabilitação cardiopulmonar na Covid-19. Nesse estudo, recomenda-se: **exercícios aeróbios** – caminhada, exercícios ativos, esteira, cicloergômetro de membros superiores e inferiores; **intensidade** – entre 60% e 80% da FC de reserva e com pontuação da PSE (percepção subjetiva de esforço) a partir da Escala de Borg (0-10 pontos adaptada) entre 4 e 6 e saturação de oxigênio (satO$_2$) ≥ 90%; **duração** – 30 minutos; **frequência** – 3 vezes por semana.

Com relação ao treinamento resistido (RML), os autores recomendam avaliação prévia por meio do teste de 1 repetição máxima (1 RM), que deve ser repetido semanalmente; **intensidade** – cargas de 50-80% do 1 RM, para pelo menos três grupos musculares, 3 séries de 8-12 repetições, com intervalos de 2 minutos e aumento progressivo da carga entre 5-10% semanalmente; **frequência** – duas a três sessões de treino por semana. Além disso, sugerem um treino muscular inspiratório, exercícios respiratórios e higiene pulmonar.

Já o estudo de Salman et al.[9] apresenta como sugestão para reabilitação pós--Covid-19 um passo a passo dividido em cinco fases. O paciente deve permanecer ao menos 7 dias em cada fase, regredir à fase anterior em caso de dificuldades ou intercorrências e apenas avançar para a próxima fase quando o critério de progressão da encerrada foi alcançado. Cada fase possui seus respectivos objetivos, sugestões de exercícios e critérios para progressão:

▶ **Fase 1 – objetivo**: preparar para o retorno à prática de atividades físicas. **Exercícios**: caminhada de intensidade leve, exercícios respiratórios, alongamento e equilíbrio. PSE: 6-8.

▶ **Fase 2 – objetivo**: atividades de intensidade leve, como caminhada e ioga, serviços domésticos e de jardinagem leves. **Exercícios**: aumentar de forma gradual para 10-15 minutos por dia. PSE: 6-11. **Progressão**: após 7 dias e quando puder caminhar 30 minutos com PSE 11.

▶ **Fase 3 – objetivo**: exercícios aeróbios em intensidade moderada e fortalecimento muscular. **Exercícios**: sugestão de 2 séries de 5 minutos cada de treinamento aeróbio, separados por 1 bloco de recuperação. Adicionalmente 1 intervalo por dia conforme tolerado. PSE: 12-14. **Progressão**: após 7 dias e quando puder caminhar 30 minutos e sentir-se recuperado depois de 1 hora.

- ▶ **Fase 4 – objetivo**: exercícios aeróbios em intensidade moderada e fortalecimento muscular com coordenação motora habilidades funcionais. **Exercícios:** 2 dias de treino e 1 dia de repouso. PSE: 12-14. **Progressão**: após 7 dias quando os níveis de fadiga forem normais.

- ▶ **Fase 5 – objetivo**: retornar a prática habitual exercícios da fase pré-Covid-19. PSE: > 15. Conforme o tolerado.

Apesar da não existência de diretrizes para a reabilitação pós-Covid-19, fica evidente a importância da individualização de procedimentos com controle da intensidade, da saturação de oxigênio, percepção de esforço do indivíduo, progressões graduais de intensidade e volume. Os exercícios físicos, além de priorizarem as principais queixas referentes às consequências da doença, devem levar em consideração outras eventuais comorbidades do paciente.

Ensaios clínicos sobre Covid-19 e a prática de exercícios físicos

São inúmeros os benefícios celulares e orgânicos promovidos pela prática regular de exercícios físicos, mas por conta da precocidade da síndrome e do conhecimento ainda incipiente sobre sua etiologia e alterações morfológicas decorrentes, são poucos os estudos controlados que comprovam a eficácia do treinamento físico na recuperação pós-Covid-19.

Zampgna et al.[10] iniciaram experimento com pacientes quatro semanas após alta dos cuidados agudos. Eles foram divididos em dois grupos após serem avaliados no teste de caminhada de 6 minutos. Os que alcançaram valores iguais ou acima de 75% na caminhada foram incluídos no grupo de melhor condicionamento físico e os que ficaram abaixo de 75%, no grupo pior.

O protocolo experimental foi realizado por um período de três meses, com treinamento dos músculos da respiração, e foi observada melhora no desempenho motor e na percepção de qualidade de vida em decorrência da melhor aptidão física. Os pacientes que apresentaram patamar superior na *performance* do teste de caminhada de 6 minutos, no início do estudo, também apresentaram melhora significativa da dispneia e da função dos membros inferiores. Outro ponto relevante a ser destacado é que, com o treinamento, a capacidade de exercício e o estado funcional dos pacientes, se aproximou dos valores previstos para uma população normal.

Em um protocolo experimental mais curto, Liu et al.[11] também observaram o impacto do treinamento para a função respiratória nas atividades da vida diária, qualidade de vida, ansiedade e depressão em sujeitos idosos pós-síndrome. Os indivíduos realizaram duas sessões semanais com duração de 10 minutos a 60% da contração voluntária máxima respiratória. Seis semanas de treinamento foram suficientes para os indivíduos apresentarem melhora na aptidão física, com aumento da distância percorrida no teste de seis minutos, quando comparados com os valores iniciais. Além disso, houve melhora significativa para os parâmetros cardio-pulmonares FEV1 (volume máximo de ar excretado), FVC (volume total de ar expirado), FEV1/FVC% e DCLO% (difu**são de monóxido de carbono) n**o grupo experimental. Os resultados obtidos promoveram, no campo emocional, diminuição da ansiedade e da depressão com melhora da qualidade de vida.

Tang *et al.*[12] colocaram 33 indivíduos pós-síndrome em um programa de exercícios tradicionais chineses, no caso o Liu Sigem, que são compostos por movimentos corporais combinados com a respiração.

Os voluntários se submeteram a um protocolo de apenas quatro semanas com práticas diárias de 20 minutos. Apesar do pouco tempo dedicado aos exercícios de baixa intensidade, os indivíduos apresentaram melhora na função muscular respiratória ($PI_{máx}$, $FI_{máx}$), no aumento da distância percorrida no teste de 6 minutos, impacto significativamente positivo na dispneia e na mobilidade da musculatura diafragmática, assim como nos componentes socioemocionais (qualidade de vida, ansiedade e depressão).

Conceitos-chaves e conclusão

Como constatado, em razão do caráter sistêmico deletério da síndrome, realizar exercícios físicos é uma abordagem interessante na reabilitação. O impacto positivo do treinamento na recuperação pós-Covid-19 promove uma série de benefícios tanto para a saúde física quanto mental. Destacamos a importância do controle de alguns parâmetros fisiológicos como saturação de oxigênio, frequência cardíaca e pressão arterial, todos relacionados com a escolha dos exercícios, intensidade e duração do treinamento. Importante destacar o acompanhamento médico, ao longo do tempo, para garantir a segurança do processo. Neste capítulo foram apresentados estudos cujos protocolos de exercícios orientados com ênfase na musculatura esquelética foram apropriados para reconduzir o organismo aos patamares de indivíduos não acometidos pela síndrome. Enfatizamos a limitação das nossas análises, por escassez de estudos randomizados e pela falta de protocolos conduzidos com exercícios aeróbios, até a conclusão deste capítulo. Entretanto, o conhecimento pioneiro disponível e os protocolos de evolução do treinamento físico citados no texto são referendados, principalmente, em outras abordagens bem estabelecidas na literatura.

Diante do exposto, conclui-se que os exercícios físicos devem ser incentivados e inseridos no processo de reabilitação pós-Covid-19 quando orientados por profissionais da saúde capacitados.

Referências

1. de Andrade-Junior MC, de Salles ICD, de Brito CMM, Pastore-Junior L, Righetti RF, Yamaguti WP. Skeletal Muscle Wasting and Function Impairment in Intensive Care Patients with Severe COVID-19. Front Physiol. 2021;12:640973.

2. Zbinden-Foncea H, Francaux M, Deldicque L, Hawley JA. Does High Cardiorespiratory Fitness Confer Some Protection Against Proinflammatory Responses After Infection by SARS-CoV-2? Obesity [Internet]. 2020 Aug 9;28(8):1378–81. Available from: https://onlinelibrary.wiley.com/doi/10.1002/oby.22849

3. Yang YC, Chou CL, Kao CL. Exercise, nutrition, and medication considerations in the light of the COVID pandemic, with specific focus on geriatric population: A literature review. J Chin Med Assoc. 2020;83(11):977-80.

4. Filgueira TO, Castoldi A, Santos LER, de Amorim GJ, de Sousa Fernandes MS, Anastácio WLN et al. The Relevance of a Physical Active Lifestyle and Physical Fitness on Immune Defense: Mitigating Disease Burden, with Focus on COVID-19 Consequences. Frontiers in Immunology. 2021;12(February):1-23.

5. Chastin SFM, Abaraogu U, Bourgois JG, Dall PM, Darnborough J, Duncan E et al. Effects of Regular Physical Activity on the Immune System, Vaccination and Risk of Community-Acquired Infectious Disease in the General Population: Systematic Review and Meta-Analysis. Sports Med. 2021;51(8):1673-86.

6. Jimeno-Almazán A, Pallarés JG, Buendía-Romero Á, Martínez-Cava A, Franco-López F, Sánchez-Alcaraz Martínez BJ et al. Post-COVID-19 Syndrome and the Potential Benefits of Exercise. Int J Environ Res Public Health. 2021;18(10):5329.

7. Dittmer DK, Teasell R. Complications of immobilization and bed rest. Part 1: Musculoskeletal and cardiovascular complications. Can Fam Physician. 1993;39:1428-32, 1435-7.

8. Ferreira BFC, Tozato C, Molinari CV, Papa V, Guizilini S, Ferreira VM et al. Reabilitação Cardiopulmonar na Covid-19. Revista da Sociedade de Cardiologia do Estado de São Paulo. 2020;30(4):531-6. Disponível em: http://www.socesp.org.br/revista/edicoes-anteriores/volume-30-n4-outubro-dezembro-2020/reabilitacao-cardiopulmonar-na-covid-19/802/110/. Acessado em: 23 nov. 2023.

9. Salman D, Vishnubala D, le Feuvre P, Beaney T, Korgaonkar J, Majeed A, McGregor AH. Returning to physical activity after covid-19. BMJ. 2021;372:m4721.

10. Zampogna E, Ambrosino N, Saderi L, Sotgiu G, Bottini P, Pignatti P et al. Time course of exercise capacity in patients recovering from COVID-19-associated pneumonia. J Bras Pneumol. 2021 Jul 19;47(4):e20210076

11. Liu K, Zhang W, Yang Y, Zhang J, Li Y, Chen Y. Respiratory rehabilitation in elderly patients with COVID-19: A randomized controlled study. Complement Ther Clin Pract. May;39:101166.

12. Tang Y, Jiang J, Shen P, Li M, You H, Liu C et al. Liuzijue is a promising exercise option for rehabilitating discharged COVID-19 patients. Medicine. 2021;100(6):e24564.

13. Abbasi J. JAMA Network Journals' Articles of the Year 2021. JAMA. 2021 Dec 28;326(24):2456-2459. doi: 10.1001/jama.2021.21479. PMID: 34962531.

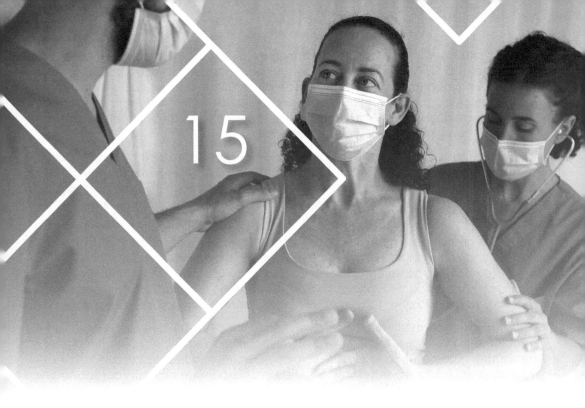

Terapia Ocupacional na Reabilitação das Sequelas Pós-Covid-19

Marli Kiyoko Fujikawa Watanabe

A presento a minha profissão, adaptando a definição dada pelo Conselho Federal de Fisioterapia e Terapia Ocupacional (Coffito):[1]

> A Terapia Ocupacional (T.O.) é uma profissão voltada aos estudos, prevenção e tratamentos de indivíduos (portadores de alterações cognitivas, afetivas, perceptivas e psicomotoras) através da sistematização e utilização das atividades do cotidiano para desenvolver projetos terapêuticos específicos. Nossa intervenção compreende avaliar o paciente, buscando identificar alterações nas suas funções práxicas, considerando sua faixa etária e a sua formação pessoal, familiar e social. Buscamos trabalhar a percepção e o entendimento da dificuldade e, em conjunto com o paciente, elaborar, planejar e organizar seu cotidiano, objetivando alcançar uma melhor qualidade de vida.

Conforme descrito nos capítulos anteriores, a Covid-19 pode causar lesões em diversos órgãos – pulmões, rins, vasos sanguíneos, intestino, coração, cérebro, entre outros –, provocando sequelas que interferem no desempenho das atividades humanas. As pessoas passam a ter distúrbios do sono, desenvolver fadiga e perdas da capacidade de execução de diversas atividades, agravados por doenças preexistentes, as quais, muitas vezes, desconhecidas.

Essas perdas são influenciadas pelos aspectos motores (déficit de força, fadiga, dores e fraquezas musculares, perda de tônus), aspectos sensitivos (diminuição da sensibilidade, da propriocepção, do olfato, do paladar, da visão, da audição, do tato), percepto cognitivo (memória, orientação temporo espacial), aspectos de planejamento e organização, e o acesso para os meios de execução.

Nesse processo, a atuação da TO consiste em compreender a atividade humana, analisando o lado criativo, criador, lúdico, expressivo, evolutivo, produtivo e de automanutenção, interferindo no cotidiano do usuário comprometido em suas funções práxicas, ou seja, analisando o Desempenho Ocupacional[5] frente às incapacidades e elaborar as formas de execução dentro de seus usos e costumes.

Em geral, não refletimos sobre nossas "ocupações" até que tenhamos algum problema para as desempenhar. Tais ocupações podem incluir e exercer diferentes papéis, como pai, mãe, esposa, amigo, executivo, dona de casa, artista, cozinheiro, pesquisador ou estudante. A vida de cada um de nós está composta por diversas atividades significativas.

Existe a necessidade de elaborar uma prática baseada na própria pessoa, objetivando que esta consiga realizar suas atividades de forma independente ou com menor auxílio; planejar uma rotina diária, adequando e priorizando estratégias de conservação de energia; e desenvolvendo uma segurança, observando o grau de satisfação no desempenho.

O retorno para tais atividades deve ser gradativo, traçando objetivos a curto, médio e longo prazos, sempre em conjunto com o paciente e os familiares/cuidadores, organizando, assim, estratégias para a execução das tarefas.

Aqui exemplifico a atividade do banho, uma das principais atividades diárias e que considero como um dos mais complexos e cansativos para o paciente e/ou para o cuidador. Antes mesmo da atividade, devemos considerar o horário do banho baseado na rotina da casa e da pessoa que auxiliará/supervisionará, e estimar o tempo para todo o processo.

As adaptações são indicadas para facilitar as atividades do dia-a-dia, pois a fadiga, baixa saturação (O_2) e dores podem dificultar processos simples, como o banho, por exemplo.

a. **Local**: pensamos na preparação do local do banho propriamente dito. A acessibilidade, o posicionamento do paciente e do cuidador, a posição (ortostatismo ou sedestação), uso de cadeira de banho, fixas ou com rodas. barras de apoio. Piso antiderrapante.

---

5   "[...] desempenho ocupacional como a capacidade de realizar as tarefas que possibilitam a execução de papéis ocupacionais e sociais de maneira satisfatória e apropriada para o estágio de desenvolvimento, cultura e ambiente do indivíduo".[2]

b. **Deslocamento**: como entrar e sair do banheiro, deambulando com ou sem apoio, uso de cadeira de rodas ou de banho. Considerar distância de deslocamento.

c. **Troca de roupa**: planejar a escolha da roupa, facilitando vestir ou despir, de preferência, sem complementos como botões e zíper. Realizar sentado ou deitado verificar apoio dos pés e tronco.

Verificar se esta ação é possível ser realizada independentemente ou se necessita de ajuda parcial ou total. Considerar fadiga, consumo de oxigênio, esforço para segurar a blusa, movimentos coordenados dos membros superiores e equilíbrio de tronco para passar pela cabeça e braços. Movimento do tronco, membros inferiores, posicionamento, pressão da musculatura respiratória no alcance para vestir ou despir calça, meias.

d. **Banho**: como ligar o chuveiro, adequar a temperatura, passar o sabão nas diferentes partes do corpo, enxaguar. Podemos sugerir escovas com haste longa para banho, texturas de esponja para sensibilidade alterada. Uso da ducha de mão.

e. **Finalização**: processo de secar – iniciar no banheiro e finalizar na cama; quantidade de auxílio oferecido considerando o esforço na atividade desde o início.

Precisamos adequar o processo do banho dependendo da capacidade funcional do paciente. Aqui, exemplifico quatro hipóteses:

1. **Caso 1:** boa coordenação motora, discreto déficit sensitivo com fadiga; dor no ombro, diminuindo o ritmo de execução.

2. **Caso 2:** sequelas graves motoras e sensitivas, e alterações perceptuais cognitivas.

3. **Caso 3:** boa condição motora, alteração perceptiva cognitiva, e alteração na praxia.

4. **Caso 4:** cuidador com dificuldade motora e organização do processo.

Este exemplo foi apenas uma das atividades da vida diária, ao organizar o banho e considerar o tempo, gasto energético, consumo de O_2, esforço mental neste processo.[3] Assim, planejamos as atividades que o paciente realizará em seguida, organizando rotina diária, como refeição, deslocamento para a escola/serviço, realização de exercícios físicos, entre outros.

No momento do planejamento, buscamos a organização e a otimização das habilidades e capacidades do controle motor, da sensibilidade, da praxia e da memória operacional. Para melhorar o tempo de execução de cada atividade e chegar ao resultado esperado, podemos optar em utilizar adaptações, tecnologia assistiva, sempre adequando conforme a evolução e expectativa do paciente.

A tecnologia assistiva deve ser dinâmica e, muitas vezes, transitória. Seu uso tem como objetivo facilitar o desempenho da atividade, buscando menor gasto energético, maior segurança e melhor desempenho. Na Classificação Internacional da Funcionalidade, Incapacidade e Saúde, da Organização Mundial de Saúde (CIF/OMS), as tecnologias de assistência são definidas como "qualquer produto, instrumento, equipamento ou tecnologia adaptado ou especialmente projetado para melhorar a funcionalidade de uma pessoa incapacitada".[4]

A indicação das adaptações é uma construção em conjunto da percepção, da necessidade do paciente/cuidador e da *expertise* do terapeuta ocupacional.[5] Por exemplo: engrossador de talheres, substituição de preensão facilitando a alimentação, modelo de copo, material, peso, acessibilidade para uso de celular e computador.

Proponho uma primeira reflexão ao leitor:

- ▶ *Quais são as suas ocupações?*
- ▶ *O que torna suas vidas significativas?*
- ▶ *Quais são as suas maiores dificuldades?*

Para nós, profissionais da saúde, continuamos com o desafio da gestão do conhecimento como um novo modelo organizacional. Essa gestão é uma tarefa de alta complexidade que perpassa toda a organização e que pressupõe, além de novos procedimentos técnicos, mudanças culturais profundas e o consequente abandono de paradigmas adotados há muitos anos.[6]

Compreendo a era pós-Covid-19 como um período de transformação nos hábitos e na redefinição das esferas profissional e pessoal. Testemunhamos uma reinterpretação de nossas ações e responsabilidades diárias, fortalecendo um empoderamento significativo, especialmente no que diz respeito à autoconsciência e à consideração pelo próximo. A disseminação das informações desempenha um papel fundamental na modificação da saúde coletiva, gerando, simultaneamente, uma diversificação notável nas abordagens de atendimento.

Essa pandemia alterou a rotina de todos, trazendo profunda modificação nos hábitos. Precisamos entender como isso modificou o seu fazer e verificar como estamos processando isso. As sequelas funcionais ocorreram de diferentes formas na vida de todos – medo do contágio, insegurança dos que foram diagnosticados, perda de pessoas queridas, perdas socioeconômicas...

Estamos retomando gradativamente o convívio social, mas como a Terapia Ocupacional pode ajudar nesse enfrentamento? Um dos instrumentos de avaliação da TO é a Medida Canadense de Desempenho Ocupacional (COPM),[7] que proporciona a identificação das prioridades pessoais, considerando o desempenho ocupacional, a forma de participação e a satisfação na forma de execução.

Em outras palavras, a COPM é um instrumento capaz de mensurar o impacto de uma intervenção para um indivíduo, tendo como finalidade detectar mudanças na percepção do cliente sobre seu desempenho ocupacional ao longo do tempo, bem como mudanças em sua satisfação em relação a esse desempenho.[8]

Por meio desta análise, acompanhamos as modificações na execução do autocuidado (cuidado pessoal, mobilidade funcional, independência fora de casa), modificações na produtividade (no trabalho, nas tarefas domésticas, na escola) e nas modificações nas atividades de lazer (recreação tranquila, recreação ativa, socialização). Com esta análise, podemos classificar as prioridades dessas atividades e a quantificar a satisfação do seu desempenho.

Proponho um segundo momento de reflexão:

▶ *Com relação à reabilitação pós-Covid-19, o que piorou?*

▶ *O que melhorou?*

▶ *Quais foram as mudanças e as perspectivas?*

Podemos também considerar como sequelas as mudanças que ocorreram na rotina de idosos, como mobilidade, atividades sociais e familiares; e de crianças e jovens, perdendo a oportunidade de desenvolver as habilidades psicomotoras, desenvolvimento social, mudanças na forma de acesso ao conhecimento. Nos adequamos às novas formas de trabalho *home office*, distanciamento físico e uso de equipamentos de proteção. Medo de perder o espaço no trabalho, de perder familiares e amigos. Sonhos modificados.

As sequelas podem afetar o planejamento, a organização e a execução das atividades básicas e instrumentais da vida diária. Precisamos entender as dificuldades clínicas; exacerbação das comorbidades; e analisar a fadiga, a oxigenação, a nutrição, a capacidade sensitiva, perceptiva e cognitiva, o suporte emocional e a condição socioeconômica.

Reabilitar ou propiciar novas habilidades é um trabalho sincronizado de profissionais de diferentes áreas com um objetivo comum. As ocupações são importantes porque impactam a saúde e o bem-estar, proporcionam senso de pertencimento ao contexto em que vivemos e promovem significado e propósito na vida, bem como satisfação de ver o sorriso e a alegria de que vencemos mais uma etapa.

Referências

1. Conselho Federal de Fisioterapia e Terapia Ocupacional (Coffito). Definição de Terapia Ocupacional. Brasília, s.d. Disponível em: https://www.coffito.gov.br/nsite/?page_id=3382. Acessado em: 20 dez. 2021.

2. Pedretti LW, Early MB. Terapia Ocupacional: Capacidades Práticas para as Disfunções Físicas. 5. ed. São Paulo: Roca; 2005:241-60.

3. World Health Organization (WHO). Regional Office for Europe. Support for rehabilitation: self-management after COVID-19-related illness, second edition. 2021. Disponível em: https://apps.who.int/iris/handle/10665/344472. Acessado em: 15 nov. 2023.

4. Organização Mundial da Saúde Como usar a CIF: Um manual prático para o uso da Classificação Internacional de Funcionalidade, Incapacidade e Saúde (CIF). Versão preliminar para discussão. Outubro de 2013. Genebra: OMS

5. Gollegã ACC, Luzo MCM, De Carlo MMRP. Terapia Ocupacional – Princípios, Recursos e Perspectivas em Reabilitação Física. In: De Carlo MMRP, Bartalotti C. Terapia Ocupacional no Brasil: Fundamentos e Perspectivas. São Paulo: Plexus; 2001:137-54.

6. Carlos JA. Gestão do Conhecimento e da Inovação no Setor Público. Política e Gestão Pública em Saúde. São Paulo: Hucitec; 2011:446-78.

7. Bastos SCA, Mancini MC, Pyló RM. O Uso da Medida Canadense de Desempenho Ocupacional (COPM) em Saúde Mental. Rev. Ter. Ocup. Univ. São Paulo, 2010;21(2):104-10.

8. Law M, Baptiste S, Carswell A, McColl MA, Polatajko H, Pollock N. Canadian Occupational Performance Measure (COPM). Versão traduzida por Lívia C. Magalhães, Lilian V. Magalhães e Ana Amélia Cardoso. 2009. Disponível em: https://edisciplinas.usp.br/pluginfile.php/4946901/mod_resource/content/1/COPM-Brasil%202009.pdf. Acessado em: 20 dez. 2021.

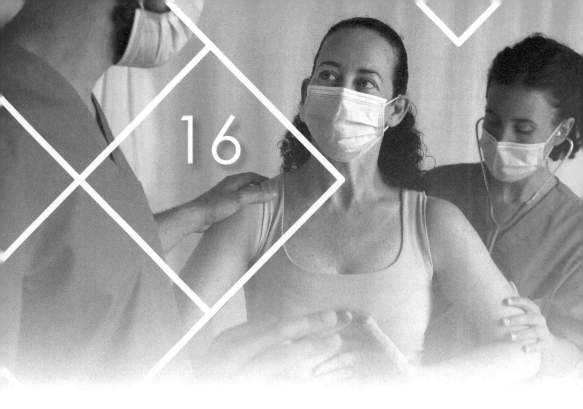

Cuidados de Enfermagem com Pessoas Sequeladas por Covid-19

Jaqueline de Oliveira Santos
Maria Meimei Brevidelli

A notificação dos primeiros casos de Covid-19 ocorreu na China no final de 2019. Tratava-se de uma nova cepa (tipo) de coronavírus preexistente, que não havia sido identificada anteriormente em seres humanos. Em março de 2020, a pandemia de Covid-19 foi declarada pela Organização Mundial de Saúde (OMS), designação que reconhece a distribuição geográfica da doença em vários países e regiões do mundo. A partir de então, o mundo começou a lidar com os diferentes impactos causados pela doença em seus diferentes aspectos, seja na saúde, na economia, na sociedade, entre outros.[1]

A Covid-19 é uma doença infecciosa viral causada pelo novo coronavírus (SARS-CoV-2), que desencadeia manifestações clínicas sistêmicas, podendo se apresentar na forma leve, moderada, grave ou crítica. O National Institute of Health (NIH) classifica a infecção pelo coronavírus em cinco possíveis apresentações:[2]

- **Infecção assintomática ou pré-sintomática (pré-clínica)**: indivíduos com teste molecular para pesquisa de material genético do vírus em amostra coletada na nasofaringe (RT-PCR) positivo para SARS-CoV-2, mas sem sintomatologia associada.

- **Doença leve**: indivíduos com RT-PCR positivo para SARS-CoV-2 e que podem apresentar uma variedade de sinais e sintomas da doença, como febre, tosse, dor de garganta, mal-estar, dor de cabeça, dor muscular, náusea, vômito, diarreia e perda de paladar e olfato. Contudo, não apresentam falta de ar e dispneia aos esforços ou não apresentam alterações em seus exames de imagens. Nesse estágio, a maioria das pessoas pode ser tratada em ambiente ambulatorial ou no seu próprio domicílio.

- **Doença moderada**: pessoas com RT-PCR positivo para SARS-CoV-2, com evidência de doença no trato respiratório inferior durante a avaliação clínica ou pelo exame de imagem, e que apresentam saturação de oxigênio (satO$_2$) maior ou igual a 94% no ar ambiente.

- **Doença grave**: pessoas com RT-PCR positivo para–SARS-CoV-2 e com saturação de oxigênio menor que 94% em ar ambiente; frequência respiratória maior que 30 incursões respiratórias por minuto; relação entre a pressão parcial de oxigênio arterial e a fração inspirada de oxigênio (PaO$_2$/FiO$_2$) menor que 300 mmHg ou acometimento pulmonar maior que 50%.

- **Doença crítica**: indivíduos com RT-PCR positivo para–SARS-CoV-2 e com desconforto respiratório agudo, choque séptico e disfunção de múltiplos órgãos, podendo apresentar doença cardíaca, hepática, renal, do sistema nervoso central ou trombótica.

A maioria das pessoas infectadas pelo vírus da Covid-19 se recupera da doença sem a necessidade de internação hospitalar. Contudo, de acordo com a OMS, uma a cada seis pessoas infectadas pode evoluir para a forma grave da doença.[1]

A mortalidade da Covid-19 variou consideravelmente em cada região do planeta, uma vez que foi influenciada por diversos fatores e determinantes sociais, incluindo a faixa etária da população.[3] No Brasil, em 2020, as taxas de mortalidade pela doença foram em média de 89 óbitos para cada 100 mil habitantes. O risco de morte por Covid-19 no Brasil foi 3,6 vezes maior do que a média global.[4]

O processo fisiopatológico da Covid-19 gera uma intensa resposta inflamatória no organismo, atingindo primeiramente o trato respiratório, sobretudo os pulmões, estendendo-se para outras áreas do corpo humano. Entretanto, recentes evidências científicas identificaram a ocorrência de sintomas persistentes após a fase aguda da doença, denominada pela OMS de síndrome pós-Covid-19[1].

Atualmente, a presença de sintomas persistentes após a fase aguda da Covid-19 é um dos grandes desafios enfrentados pelos sistemas de saúde, pois as sequelas tardias da doença afetam milhões de pessoas no mundo. A síndrome pós-Covid-19 é mais frequente nas pessoas que apresentaram as formas graves e críticas da doença, contudo, os indivíduos que desenvolveram as formas leves e moderadas de Covid-19 também podem apresentar os sintomas persistentes da doença.[5-6]

De acordo com o NIH,[2] os achados comuns dos sintomas persistentes da Covid-19 incluem a fadiga ou fraqueza muscular, a dor nas articulações, a dor no peito, as palpitações, a dispneia ou falta de ar, o prejuízo cognitivo e a piora na qualidade de vida.

Para a OMS,[5-6] os sintomas com mais chances de persistência em seis meses após a infecção são sistêmicos e neurológicos. Os mais comuns são a fadiga; a disfunção cognitiva (que inclui problemas de concentração e memória); o mal-estar após esforço; os sintomas sensório-motores (tontura, tremores, parestesia); a cefaleia (dor de cabeça); a insônia; as palpitações; a dispneia (falta de ar); os problemas de fala; as dores nas articulações; o aperto ou dor no peito; o estresse pós-traumático; a ansiedade e a depressão.

A reabilitação de um paciente com sequelas de Covid-19 requer a atuação de uma equipe multidisciplinar, composta de médico, enfermeiro, fisioterapeuta, assistente social, psicólogo, nutricionista, farmacêutico, educador físico, entre outros. Uma abordagem abrangente e multidisciplinar para o cuidado desses pacientes é fundamental para o sucesso terapêutico e para a promoção da qualidade de vida do indivíduo com sequelas de Covid-19.

Dessa forma, as pessoas com síndrome pós-Covid-19 devem ser acompanhadas por uma equipe multidisciplinar de saúde para a promoção da qualidade de vida, o que inclui a Enfermagem, profissão comprometida com a produção e gestão do cuidado prestado nos diferentes contextos socioambientais e culturais em resposta às necessidades da pessoa, família e coletividade.[7]

É importante ressaltar que o exercício da Enfermagem deve estar fundamentado na Sistematização da Assistência de Enfermagem (SAE), um instrumento para planejar, estruturar e organizar o ambiente de trabalho, que fornece subsídios para o gerenciamento adequado do cuidado e para a promoção de uma assistência de Enfermagem qualificada e humanizada.[7]

Para a promoção da qualidade de vida dos indivíduos que apresentam sintomas persistentes após a fase aguda da Covid-19, é primordial que a equipe de Enfermagem tenha conhecimento acerca dos cuidados de Enfermagem direcionadas às pessoas de acordo com os sintomas desenvolvidos, conforme descrito na sequência.

Sequelas no Sistema Respiratório e Cuidados de Enfermagem

De acordo com a OMS e a Organização Pan-americana de Saúde (OPAS), a principal sequela respiratória nas pessoas que desenvolveram quadro clínico grave de Covid-19 é a fibrose pulmonar.[1] Trata-se da formação de cicatrizes nos pulmões, decorrentes do processo inflamatório gerado pela doença, que podem dificultar a absorção de oxigênio pelo organismo, o que faz com que o indivíduo sinta dispneia, principalmente ao andar e ao fazer exercício físico.[8]

No contexto da reabilitação, os cuidados de enfermagem fazem parte da assistência multidisciplinar, que deve ser personalizada e centrada no julgamento clínico, de acordo com as necessidades e capacidades da pessoa e da sua família. O Quadro 16.1 descreve algumas intervenções que devem ser consideradas pelo profissional de Enfermagem para a assistência multidisciplinar ao paciente pós-Covid-19, considerando as sequelas no sistema respiratório.

Quadro 16.1 – Intervenções para a assistência multidisciplinar ao paciente pós-Covid-19 com sequelas no sistema respiratório.[8]

▶ Monitorar o paciente quanto à dispneia e as restrições na realização das atividades físicas.

▶ Avaliar a condição respiratória do paciente, identificando uma saturação respiratória superior a 94%.

▶ Estimular que o paciente realize uma respiração lenta.

▶ Ensinar ao paciente a respiração diafragmática.

▶ Incentivar a prática de uma atividade física alternada com períodos de repouso.

▶ Incentivar para que o paciente tenha autonomia na realização dos cuidados da sua vida diária, como banho e alimentação, entre outros, considerando seu nível de tolerância.

▶ Avaliar o nível de desempenho do paciente e desenvolver um plano de atividades físicas fundamentado no seu estado funcional basal, avaliando a saturação de oxigênio em repouso e em movimento.

▶ Verificar a necessidade de reabilitação pulmonar, com a equipe de saúde, o que pode incluir:
  ▶ o treinamento de exercícios;
  ▶ a realização de exercícios de respiração;
  ▶ o controle da ansiedade, do estresse e da depressão (que serão discutidos posteriormente); e
  ▶ a educação em saúde.

Fonte: Desenvolvido pela autoria.

Evitar fatores irritantes ambientais, como a fumaça do cigarro, também deve ser considerado, sobretudo para o indivíduo com comprometimento respiratório. Desse modo, a cessação do tabagismo é uma estratégia a ser estimulada pelo profissional da Enfermagem nas situações em que o paciente ou um familiar é fumante, para a prevenção de outras complicações relacionadas ao aparelho respiratório e para a promoção da saúde do paciente.[9]

É importante lembrar que a oxigenoterapia pode ser necessária no ambiente domiciliar. Nessa situação, os cuidados de enfermagem em oxigenoterapia devem incluir a instrução ao paciente e sua família acerca dos métodos de administração segura e efetiva de oxigênio, e sobre a necessidade da realização de avaliações da oximetria de pulso e do acompanhamento clínico frequente do paciente[8].

Para os pacientes que foram submetidos à traqueostomia, ainda no ambiente domiciliar, os cuidados de enfermagem devem ser direcionados à essa situação específica, incluindo o cuidado com a ferida cirúrgica. Diante de uma pessoa com essas condições clínicas, o enfermeiro deve instruir o paciente e a família acerca dos cuidados diários com a traqueostomia, incluindo técnicas para evitar uma infecção, bem como medidas a serem tomadas em situações emergenciais. Além disso, deve-se avaliar a capacidade do paciente e da família em lidar com as alterações físicas e psicológicas associadas ao uso da traqueostomia, identificando os recursos disponíveis no território que os ajude no cuidado em saúde.[9]

A OMS recomenda que os pacientes com comprometimento respiratório devem ser educados sobre a retomada das atividades cotidianas de maneira conservadora, considerando seus limites individuais.[6] A retomada gradual das atividades do dia a dia deve estar fundamentada nos sintomas apresentados pelo paciente, e constitui uma importante estratégia para a promoção da autonomia do paciente no cuidado à sua própria saúde.

Sequelas no sistema cardiovascular e cuidados de enfermagem

A literatura apresenta que os pacientes com formas graves de Covid-19 apresentam lesões miocárdicas significativas, incluindo miocardite relacionada à infecção, com redução da função sistólica e com arritmias. Em função das lesões miocárdicas, a morbidade e a mortalidade da doença podem ser elevadas, sobretudo nos pacientes com uma doença cardiovascular pré-existente.[1]

A miocardite é um processo inflamatório do músculo cardíaco que pode causar dilatação cardíaca, trombos na parede cardíaca e infiltração de células sanguíneas circulantes ao redor dos vasos coronarianos e entre fibras musculares, assim como a degeneração das fibras musculares cardíacas. Alguns pacientes com miocardite recuperam-se completamente, entretanto, outros desenvolvem miocardiopatia e insuficiência cardíaca.[8]

Durante a avaliação clínica e psicossocial dos pacientes com miocardiopatia associada à Covid-19, o enfermeiro deve priorizar a coleta de informações acerca dos possíveis fatores agravantes da síndrome, assim como a presença de dor, as limitações para a realização das atividades diárias, a presença de alterações no peso corpóreo, os hábitos alimentares, os fatores estressores e a rede de apoio do paciente.[8-9]

Ao exame físico, o enfermeiro deve avaliar os sinais vitais e as medidas antropométricas (peso atual, altura, índice de massa corpórea, circunferência abdominal), realizar a ausculta cardíaca para a identificação de arritmias e sopros cardíacos e avaliar os pulsos periféricos e centrais, assim como a presença de edema.[8]

Com base nos dados coletados durante a anamnese e o exame físico, os principais diagnósticos de Enfermagem que podem ser encontrados nos pacientes com problemas cardiovasculares estão descritos no Quadro 16.2.

Quadro 16.2 – Possíveis diagnósticos de Enfermagem e fatores relacionados para os pacientes com problemas cardiovasculares.[8]

Diagnóstico de Enfermagem	Possíveis fatores relacionados
Diminuição do débito cardíaco	Relacionada aos distúrbios estruturais causados pela miocardiopatia ou com arritmia em decorrência do processo patológico e do tratamento médico.
Perfusão ineficaz dos tecidos cardiopulmonar, cerebral, periférico e renal	Relacionada com a diminuição do fluxo sanguíneo periférico, como consequência do débito cardíaco diminuído.
Comprometimento da troca gasosa	Relacionado com a congestão pulmonar causada pela insuficiência miocárdica, resultante do débito cardíaco diminuído.
Intolerância à atividade	Relacionada com o débito cardíaco diminuído e/ou com o excesso de volume de líquidos.
Ansiedade	Relacionada com a mudança do estado de saúde e do desempenho de papel.
Impotência	Relacionada à doença e sua progressão.
Falta de adesão à terapia medicamentosa e à dieta	Relacionada à doença.

Fonte: Desenvolvido pela autoria.

As principais metas de Enfermagem para os pacientes com os diagnósticos descritos no Quadro 2 consistem em melhorar ou manter o débito cardíaco; aumentar a tolerância à atividade física; reduzir a ansiedade; adesão ao programa de autocuidado e ausência de outras complicações, como o infarto agudo do miocárdio.[8]

Uma parte essencial do plano de cuidados de Enfermagem para a atenção domiciliar ao paciente com comprometimento cardiovascular envolve o monitoramento dos sinais e sintomas que indicam agravamento do seu quadro clínico e o ensino sobre o esquema medicamentoso utilizado.[9] Assegurar-se de que os medicamentos prescritos estão sendo administrados de maneira adequada e segura também é importante para preservar o débito cardíaco e favorecer a recuperação do paciente.[8]

Para aumentar a tolerância à atividade, o enfermeiro pode planejar as atividades juntamente com o paciente para que elas ocorram em ciclos, alternando o repouso com períodos de atividades, isso beneficia o estado fisiológico do paciente e ajuda a ensiná-lo sobre a necessidade de ciclos planejados de atividade e de repouso.[8]

O apoio psicológico e emocional para os pacientes e seus familiares é uma estratégia a ser utilizada pela enfermagem para estimular a redução da ansiedade. Proporcionar uma atmosfera em que o paciente se sinta livre e seguro para verbalizar suas preocupações e angústias, e a criação de condições que favoreçam ao paciente a lidar com sua condição clínica o auxilia no processo de adaptação à sua realidade, contribuindo também para a implementação de um programa de autocuidado centrado nas suas necessidades.[8]

Os eventos tromboembólicos também são citados na literatura como presentes na síndrome pós-Covid-19, e ainda não há evidências que indiquem o período no qual os indivíduos permanecem em estado de hipercoagulabilidade.[1]

As complicações tromboembólicas podem ocorrer semanas após o acometimento agudo por Covid-19 e são mais frequentes entre os indivíduos com outras comorbidades. Envolvem o surgimento de trombose venosa profunda (TVP) e do tromboembolismo pulmonar ou embolia pulmonar (EP), condições que requerem avaliação médica imediata.[1,6]

A embolia pulmonar refere-se à obstrução da artéria pulmonar ou de seus ramos por um trombo (ou trombos) que se originam de algum lugar no sistema venoso ou do lado direito do coração. A trombose venosa profunda é uma condição relacionada, caracterizada pela formação aguda de trombos nas veias profundas e acomete mais comumente os membros inferiores. A tromboembolia venosa (TEV) é um termo que abrange tanto a TVP quanto a EP.[8]

A EP frequentemente é uma emergência médica e, por isso, os profissionais de saúde, assim como os pacientes e seus familiares, devem estar atentos às sintomatologias características dessa situação. Para evitar o óbito associado à EP, deve-se priorizar as informações que favoreçam o reconhecimento dos sinais e sintomas relacionados à essa condição pelo paciente e seus familiares[8].

Os sintomas da EP dependem do tamanho do trombo e da área da artéria pulmonar afetada. A dispneia constitui o sintoma mais frequente, mas sua duração e intensidade dependem da extensão da embolização. A dor torácica também é comum e habitualmente acontece de maneira súbita, podendo ser retroesternal e simular a angina de peito ou um infarto agudo do miocárdio. A taquipneia ou o aumento da frequência respiratória é o sinal mais frequente da EP[8].

Da mesma forma, a investigação para a detecção da presença de TVP é uma importante competência da equipe de saúde e de Enfermagem. Para isso, deve-se avaliar a perfusão dos membros, sobretudo dos membros inferiores, e estar atento às quedas da saturação de oxigênio. Ainda, deve-se avaliar a presença de:[8-9]

- ▶ dor no membro;

- ▶ sensação de peso no membro;

- ▶ comprometimento funcional;

- ▶ ingurgitamento do tornozelo;

- ▶ edema;

- ▶ cianose;

- ▶ diferenças bilaterais na circunferência dos membros;

- ▶ aumento da temperatura local; e

- ▶ áreas com hipersensibilidade.

É importante mencionar que a capacitação do paciente e de seus familiares para o reconhecimento da TVP também é um cuidado de Enfermagem fundamental para evitar o agravamento do estado de saúde do paciente.

Dentre as medidas para a prevenção de TVP no domicílio, incluem-se a aplicação de meias elásticas de compressão, o estímulo a hidratação adequada – respeitando a restrição hídrica individual e o incentivo à mobilização precoce e aos exercícios dos membros inferiores (movimentação ativa e/ou passiva).[9]

O uso de dispositivos de compressão pneumática intermitente pode ser recomendado pela equipe multidisciplinar para evitar a estase venosa, um dos principais fatores desencadeantes da TVP. A aplicação desses dispositivos deve ser acompanhada por uma equipe de saúde treinada e capacitada, independentemente do local onde a terapêutica está sendo realizada.[8]

A terapia com anticoagulante, ou seja, a administração de um medicamento para retardar o tempo de coagulação do sangue, evitando a formação do trombo, pode ser indicada em alguns casos. Nessa situação, em ambiente hospitalar, é importante monitorar frequentemente os mecanismos de hemostasia, assim como a presença de plaquetopenia. Também é necessária a observação rigorosa para a detecção de sangramento; caso seja detectado, deve ser imediatamente relatado e o médico deverá ser consultado.[8-9]

Para os pacientes que estão fazendo uso de anticoagulante no domicílio, além de verificar se a medicação está sendo administrada de maneira correta e segura, a Enfermagem deve instruir o paciente e seus cuidadores ou familiares para que possam identificar a presença de equimose e sangramento, e reforçar sobre a importância da adoção de medidas de autocuidado para a prevenção de sangramento, como:[8]

- ▶ Evitar o uso de objetos que possam favorecer os cortes, como lâmina de barbear;
- ▶ Utilizar uma escova de dentes com cerdas macias para evitar lesão gengival;
- ▶ Consultar o médico antes de utilizar qualquer outro medicamento concomitante ao anticoagulante;
- ▶ Evitar o uso de laxativos, pois podem afetar absorção de vitamina K;
- ▶ Relatar imediatamente para o médico sobre a ocorrência de fezes alcatroadas e negras ou melena, isto é, com presença de sangue;
- ▶ Utilizar uma pulseira de identificação ou carregar um cartão de medicamentos indicando que está fazendo uso de anticoagulantes.

Sequelas neuromusculares e cuidados de enfermagem

A fadiga ou a fraqueza muscular é uma condição frequente nos indivíduos pós-Covid-19. Nesse sentido, pacientes com baixo condicionamento físico e com fraqueza muscular devem ser orientados para a retomada gradual das atividades realizadas cotidianamente.[1,5]

No paciente com fadiga ou fraqueza muscular, associados à síndrome pós-Covid-19, a dor e o desconforto podem estar presentes. Assim, ele deve ser encorajado pela Enfermagem a utilizar estratégias não farmacológicas para o enfrentamento desses problemas, como praticar técnicas de relaxamento ou meditação, valorizar atividades de lazer e o sono de qualidade, entre outras.[8]

O profissional de Enfermagem deve ensinar o paciente a gerenciar a fadiga por meio do estabelecimento de prioridades diárias, como aprender a eliminar as atividades não essenciais e planejar as atividades cotidianas. Também é possível o estabelecimento de técnicas de conservação de energia, como repousar antes de realizar as tarefas difíceis, interromper a atividade antes que ocorra a fadiga ou, ainda, buscar um programa de condicionamento com exercícios físicos para o fortalecimento da musculatura,[8] com acompanhamento de um educador físico.

A OMS recomenda o estímulo à prática de exercícios físicos, de acordo com a tolerância individual, fortalecendo a musculatura de maneira progressiva para, posteriormente, oferecer treinamentos de resistência, também sob a supervisão de um educador físico. O retorno à prática de atividades físicas deve ser sempre guiado pelos sintomas apresentados pelo paciente e pela sua tolerância aos exercícios.[6] Nesse sentido, a Enfermagem pode auxiliar a pessoa a organizar os ajustes necessários na sua rotina de vida para a melhor reabilitação do seu condicionamento físico.

Controlar o ambiente também é uma maneira importante para aprender a lidar com as dificuldades e a perda de capacidades. Dentre os cuidados destacam-se as orientações para organização da rotina de vida diária, assim como do ambiente laboral, de modo que os objetos pessoais e as ferramentas usuais de trabalho possam estar facilmente acessíveis.[8]

A dor persistente é uma condição frequente nos pacientes pós-Covid-19[6]. Nesse sentido, a Enfermagem deve ter uma atenção especial a esse sintoma, que impacta negativamente a qualidade de vida de um indivíduo. Nessa situação, a OMS recomenda uma abordagem multidisciplinar para fornecer tratamento e controle da dor de acordo com os princípios do modelo biopsicossocial.[6]

Os cuidados de Enfermagem para o alívio da sensação dolorosa ou diminuição na intensidade da dor envolvem avaliar o nível da dor, utilizando uma escala de avaliação adequada ao paciente, e registrar características como intensidade, localização, qualidade, frequência e duração.

O uso de métodos farmacológicos pode ser recomendado para o alívio da dor e desconforto do paciente. Nessa situação, compete ao profissional de Enfermagem administrar analgésicos conforme prescrito ou instruir o paciente e seus familiares/cuidadores a administrarem adequadamente os medicamentos prescritos e verificar se houve redução na intensidade da dor, ou seja, o avaliar o resultado esperado.

Identificar e incentivar o paciente a utilizar estratégias complementares e não farmacológicas para o alívio da dor e desconforto é um aspecto a ser considerado pela Enfermagem, visto que as evidências científicas indicam que essas ações contribuem para a redução da dor.[8-9]

Dentre as terapias complementares não farmacológicas que o enfermeiro pode ensinar ao paciente e seus familiares, citam-se as técnicas de relaxamento, a distração – que consiste em concentrar a atenção do paciente em alguma coisa diferente da dor –, a meditação e a musicoterapia.[8-9]

Uma técnica de relaxamento simples que pode ser ensinada ao paciente consiste na respiração abdominal em uma frequência lenta e ritmada. O paciente pode fechar os olhos e respirar de maneira lenta e confortável. Um ritmo constante pode ser mantido ao se contar de maneira silenciosa e lenta a cada inspiração ("inspirar, dois, três") e expiração ("expirar, dois, três").[8]

A literatura recente também evidencia[10] que pessoas com maior interação social têm a intensidade da dor reduzida, pois conseguem verbalizar seus sentimentos e suas sensações. Dessa forma, promover e estimular o relacionamento interpessoal do paciente com a sua família, com seus amigos e com os profissionais de saúde também poderão ajudá-lo no alívio da sua dor e desconforto.

A promoção do autocuidado para capacitar o indivíduo a realizar as atividades básicas da vida cotidiana com a valorização das experiências prazerosas também é importante, pois pode contribuir na recuperação e no controle de sua vida com menos sofrimento.[10]

Sequelas neuropsíquicas e cuidados de enfermagem

Em casos graves de Covid-19, a resposta hiperinflamatória sistêmica pode causar declínio cognitivo de longo prazo, como deficiências de memória, atenção, velocidade de processamento e funcionamento, associado à perda neuronal difusa.[1]

De acordo com a OPAS/OMS, a encefalopatia aguda, as alterações no humor, a psicose, a disfunção neuromuscular ou os processos desmielinizantes podem ser observados em pessoas que sofreram com a doença. Desse modo, os problemas psicóticos, a demência, as disfunções cognitivas, a amnésia transitória ou temporária, o estresse pós-traumático, a ansiedade e a depressão têm sido relatados na literatura como consequências da Covid-19.[1]

A OPAS/OMS[1,5,6] recomenda a identificação e a avaliação imediatas da ansiedade e da depressão, para o início do apoio psicossocial o mais precocemente possível para todas as pessoas que tiveram a doença, questionando-lhes sobre suas necessidades e preocupações, abordando-as de modo a promover sua autonomia.

Identificar os medos e as expectativas do paciente, inclusive dos membros da sua família, assim como proporcionar apoio e conforto físico e emocional, além de permanecer mais tempo ao lado do paciente, ouvindo-o atentamente, encorajando-o a compartilhar seus sentimentos e suas preocupações, transmitindo-lhe empatia,[9] são importantes estratégias que podem ser utilizadas pela equipe de Enfermagem para a redução da ansiedade dos pacientes.[1,5,6]

Proporcionar ao paciente oportunidades para tomar decisões sobre seu cuidado em saúde pode ajudá-lo no enfrentamento dos sintomas de ansiedade, pois a percepção de perda de controle pode resultar em sentimento de impotência e, depois, desesperança.[9]

Os cuidados de Enfermagem para os pacientes com dificuldades de memória, de concentração e de resolução de problemas incluem o estímulo às práticas de exercícios cognitivos, como leitura, jogos, exercícios de memorização e quebra-cabeças. Incentivar a participação ativa do paciente nas atividades diárias que são significativas para ele; estimular o paciente e a família a anotar as atividades rotineiras a serem realizadas pelo paciente (listas e notas) e não as modificar de modo abrupto, e registrar as tarefas realizadas também contribuem para a reabilitação cognitiva do paciente.[9]

Para as pessoas que estão experimentando sintomas de depressão, é fundamental o acompanhamento psicológico de um profissional especializado, assim como o apoio dos familiares e amigos. A promoção de atividades de lazer e de relaxamento aliviam o estresse e a ansiedade contribuindo para o enfrentamento do estado depressivo pelo paciente.[6]

Também é recomendável que os pacientes com sequelas de Covid-19 participem de grupos de apoio, conectando-se a outras pessoas com a mesma condição clínica, para complementar o cuidado em saúde. Por meio dos grupos de apoio, o participante tem a oportunidade de compartilhar suas vivências e seus sentimentos, auxiliando-o a aliviar os sentimentos negativos. Da mesma forma, possibilita a oferta de informações sobre a sua condição clínica e seus cuidados, contribuindo para que o indivíduo possa lidar melhor com a sua própria condição, favorecendo o autocuidado e elevando a sua autoconfiança e autoestima.[9]

A educação em saúde centrada no paciente e no seu protagonismo é uma importante aliada da equipe multidisciplinar de saúde para o cuidado ao paciente com sequelas pós-Covid-19. As práticas educativas, sob o ponto de vista dialógico e direcionadas à promoção de um estilo de vida saudável, são estratégias que contribuem positivamente para a promoção da autonomia do paciente ocasionando maior resposta aos cuidados e, por consequência, proporciona a melhoria da qualidade de vida do paciente.

É importante ressaltar que a história natural da Covid-19 e suas consequências e sequelas a longo prazo estão apenas começando a serem estudadas pela comunidade científica. Desse modo, a definição de "recuperação" deve incluir a duração, a gravidade e a flutuação dos sintomas, bem como a funcionalidade e a qualidade de vida de cada indivíduo após a fase aguda da doença.[1]

Pontos-chave

- ▶ A síndrome pós-Covid-19 é mais frequente nas pessoas que apresentaram as formas graves e críticas da doença.

- ▶ Os sintomas com mais chances de persistência em seis meses após a infecção são sistêmicos e neurológicos.

- ▶ As pessoas com síndrome pós-Covid-19 devem ser acompanhadas por uma equipe multidisciplinar de saúde para a promoção da qualidade de vida, o que inclui a Enfermagem.

- ▶ A promoção da autonomia do paciente no cuidado à sua própria saúde é um elemento importante da atuação da Enfermagem. A retomada das atividades diárias do paciente deve ser gradual e fundamentada nos sintomas apresentados por ele.

- ▶ A Educação em Saúde, centrada no paciente e no seu protagonismo, é uma ação importante da equipe de enfermagem.

▶ A Sistematização da Assistência de Enfermagem (SAE) deve fundamentar as ações da equipe de Enfermagem na assistência ao paciente com sequelas de Covid-19.

Referências

Organização Mundial de Saúde. Organização Pan-Americana de Saúde. Alerta epidemiológico: complicações e sequelas da Covid-19. 2020. Disponível em: https://www.paho.org/pt/alertas-e-atualizacoes-epidemiologicas. Acesso em: 18 set. 2021.

National Institute of Health (NHI). Covid-19 treatment guidelines. Disponível em: https://www.covid19treatmentguidelines.nih.gov/overview/clinical-spectrum/. Acesso em: 18 set. 2021.

World Health Organization (WHO). Covid-19 Weekly Epidemiological Update. WHO: Geneva, Switzerland. Edition 63. Oct. 2021.

Hecksher M. Mortalidade por Covid-19 e queda do emprego no Brasil e no mundo. Nota técnica. Brasília: Instituto de Pesquisa Econômica Aplicada (Ipea); 2021.

Organização Mundial de Saúde (OMS). Organização Pan-Americana de Saúde (OPAS). Expandir nosso conhecimento da síndrome pós-Covid-19. Relatório de um webinar da OMS. 9 de fevereiro de 2021. Disponível em: https://iris.paho.org/handle/10665.2/54313. Acesso em: 25 set. 2021.

World Health Organization (WHO). Clinical management of Covid-19: living guidance. 25 Jan. 2021.

Conselho Federal de Enfermagem (Cofen). Resolução Cofen nº 564, em 6 de novembro de 2017. Aprova o novo Código de Ética dos Profissionais de Enfermagem. Disponível em: http://www.cofen.gov.br/resolucao-cofen--no-5642017_59145.html. Acesso em: 1º nov. 2021.

Hinkle JL, Cheever KH. Brunner e Suddarth: tratado de enfermagem médico-cirúrgica. Rio de Janeiro: Guanabara Koogan; 2020.

Carpenito-Moyet LJ. Planos de cuidados de enfermagem e documentação: diagnósticos de enfermagem e problemas colaborativos. Porto Alegre: Artmed; 2011.

Antunes JM, Daher DV, Ferrari MFM, Pereira LCCM, Faria M, Sveichtizer MC et al. Práticas de enfermagem ao paciente com dor crônica: revisão integrativa. Acta Paul Enferm. 2018;31(6).

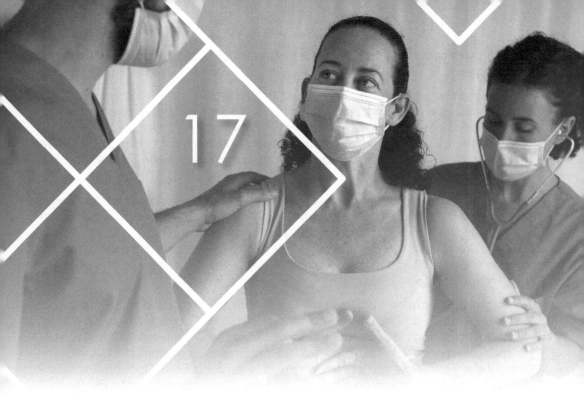

Fonoaudiologia na Reabilitação das Sequelas Pós-Covid-19

Déborah Carollo Samico
Gabriela Rodrigues Nunes de Oliveira

Pacientes com diagnóstico de Covid-19 podem apresentar sintomas como tosse, febre, dispneia, odinofagia, fadiga, anosmia e ageusia, alguns evoluindo de forma grave com eventos cerebrovasculares, encefalopatia, síndrome de Guillain-Barré e falência de múltiplos órgãos. A síndrome do desconforto respiratório agudo pode acometer entre 10-20% dos pacientes, exigindo intubação orotraqueal prolongada, podendo ocasionar fraqueza muscular grave, rigidez articular, diminuição da mobilidade e funcionalidade, e disfagia.[1]

No atual contexto pandêmico da Covid-19, houve aumento significativo da demanda por procedimentos de intubação orotraqueal (IOT) e ventilação mecânica invasiva (VMI), variando de 2,3 a 4% até índices de 42 a 47%. Frente à necessidade de suporte ventilatório prolongado, situação comum para indicação de traqueostomia, pode ser observado aumento na demanda pelo procedimento.[2]

Apesar de restabelecer a via aérea, a traqueostomia tem impactos mecânicos e funcionais, que poderão afetar, além da função respiratória, o sistema estomatognático e a comunicação. As evidências apontam que a traqueostomia pode reduzir a sensibilidade, elevação e capacidade de limpeza da laringe, promover fechamento laríngeo incoordenado no momento da deglutição, além de proporcionar desvio do fluxo aéreo, alteração da fonação e da deglutição.[2]

A retirada do tubo orotraqueal (extubação) pode ocasionar lesões na cavidade oral, faringe e laringe, causando diminuição da motricidade e da sensibilidade local, podendo também comprometer o processo de deglutição, ocasionando as disfagias orofaríngeas. O fonoaudiólogo, nesse momento, avaliará e realizará intervenção específica para evitar complicações graves como pneumonia por aspiração, reintubação e mortalidade.[3]

No início da pandemia, discutiram-se em instituições, associações e órgãos de classe a atuação do fonoaudiólogo com os pacientes portadores da Covid-19 e sua real necessidade de atuação na linha de frente com esses pacientes na equipe multiprofissional. A maior preocupação relacionava-se com a exposição ao vírus, que é altamente contagioso, sendo que o atendimento fonoaudiológico é realizado em proximidade com o trato aerodigestivo, com realização de procedimentos geradores de aerossóis. Porém, concluiu-se que a falta de intervenção em pacientes com risco para disfagia ou em pacientes disfágicos aumentaria a possibilidade de outras comorbidades, como desidratação, desnutrição, pneumonia aspirativa e, consequentemente, a piora do quadro, internação mais prolongada ou necessidade de reinternação.[1]

O Sistema de Conselhos de Fonoaudiologia publicou uma série de notas, recomendações e resoluções por conta do aumento da demanda causada pela emergência de saúde púbica da Covid-19. Em particular, as Resoluções CFFa n. 576, de 19 de junho de 2020, que "Dispõe sobre os atendimentos ambulatoriais na vigência dos riscos de contágio pelo coronavírus (SARS-CoV-2)" e a CFFa n. 577, de 19 de junho de 2020, que "Dispõe sobre os atendimentos em domicílio ou instituição de longa permanência na vigência dos riscos de contágio pelo coronavírus (SARS-CoV-2)". Evidências apontam que, além do alto grau de infectividade do vírus, mesmo os indivíduos contaminados, sintomáticos ou não, possuem elevada carga viral nas vias aéreas superiores, o que aumenta muito a exposição do fonoaudiólogo a partir da geração de aerossóis.[4]

O fonoaudiólogo deve atentar-se ao paciente com SARS-COV-2 pelo alto risco de incoordenação deglutição/respiração, em razão de maior risco de aspiração traqueal. Ao realizar a avaliação e/ou assistência fonoaudiológica, deve usar os equipamentos de proteção individual (EPI), evitando exposição e contágio pelo Covid-19. Deve-se higienizar as mãos (lavagem com água e sabão ou com a utilização de álcool em gel 70%) e seguir os passos conforme as diretrizes atualizadas da Organização Mundial da Saúde (OMS). A ausculta cervical deve ser evitada nos casos suspeitos e confirmados de Covid-19, pois o vírus pode manter-se vivo em superfícies por até 5 dias. Sugere-se a não utilização de equipamentos de incentivo respiratório pelo fonoaudiólogo nos pacientes com suspeita ou com Covid-19 positiva, por conta da possibilidade de aumento de aerolização durante o uso, podendo potencializar o contágio.[5]

A pandemia causada pelo novo coronavírus trouxe o alerta para a importância da biossegurança para toda a população, em especial para os profissionais de saúde. É importante que os fonoaudiólogos mantenham os cuidados necessários para a segurança de sua saúde e a de seu paciente. Cuidados como higiene das mãos, máscara, etiqueta respiratória e higiene de equipamentos terapêuticos podem salvar vidas.[6]

A avaliação fonoaudiológica deverá ser realizada de forma rápida e pontual a fim de minimizar o tempo com o paciente. Todo material deverá estar preparado e disponível, para que não seja necessária a saída e nova entrada ao quarto do paciente. De forma rápida e precisa, avaliar a presença/ausência de mobilidade e tremores, pares de nervos cranianos (mímica facial) e órgãos fonoarticulatórios (lábios, língua, dentição, região vestibular, sensibilidade). Se o paciente apresentar bom desempenho na avaliação indireta da deglutição (deglutição de saliva), iniciar a avaliação direta com alimento. A consistência a ser testada, a quantidade e os utensílios (de preferência descartáveis) serão escolhidos de acordo com a avaliação das estruturas e com a avaliação indireta.[1]

A intervenção fonoaudiológica deverá iniciar de preferência com o paciente alerta, responsivo e estável hemodinamicamente. As técnicas mais usadas e que podem ser indicadas aos pacientes disfágicos com Covid-19 são: manobras posturais, adaptação da consistência e volume da dieta, e modificações de utensílios. Exercícios oromiofuncionais são indicados quando é preciso adequar a força e mobilidade dos órgãos fonoarticulatórios. Nem sempre será possível reabilitar o paciente à sua função normal de deglutir, sendo necessário, por vezes, discutir com equipe multiprofissional sobre via alternativa de alimentação. Porém, torna-se importante tentar diminuir o impacto da alteração da deglutição na vida do paciente e seus familiares, resgatando, mesmo que minimamente, o prazer de se alimentar por via oral, se esse for o desejo do paciente.[1]

Autores afirmam que a atuação fonoaudiológica em pacientes com disfagia orofaríngea neurogênica permite que os indivíduos pós-lesão possam realizar a alimentação da melhor forma possível, e que possam sentir a mesma satisfação nesses momentos como outrora. Quando tratados com antecedência, apresentam melhores resposta às terapias e correm menor risco de ocorrência de pneumonias aspirativas, menor tempo no ambiente hospitalar, tendo menores chances de apresentar depressões e outros problemas de cunho emocional, diminuindo os custos hospitalares e apresentando maior qualidade de vida.[7]

Mesmo após a alta hospitalar, o paciente recuperado de Covid-19 pode apresentar alterações na comunicação e na qualidade vocal como sequela da doença, além de dificuldades na coordenação respiratória, exigindo intervenção fonoaudiológica competente para reabilitação específica em cada caso.[8] A incoordenação respiratória também causa impacto na função da deglutição. Muitos pacientes, tanto na fase aguda como crônica, apresentam cansaço durante a alimentação, sendo necessário realizar adaptações nas consistências dos alimentos para facilitar a mastigação e deglutição.

Em casos de necessidade de colocação da traqueostomia, procedimento indicado para melhora da ventilação pulmonar, o fonoaudiólogo atuará no processo de reabilitação da respiração, fala e deglutição. A rouquidão é um dos sintomas mais frequentes nos pacientes submetidos à intubação orotraqueal, em razão da alta incidência de lesões laríngeas durante o procedimento. Na maioria dos casos, esses sintomas duram em média 2 a 3 dias, porém, em 10% dos casos, a rouquidão torna-se permanente, afetando a qualidade de vida do paciente.[9]

A terapia fonoaudiológica direcionada ao tratamento de disfonia consiste na diminuição da tensão da musculatura fonatória e respiratória, melhorando a habilidade vocal e direcionando o paciente a desenvolver um padrão de voz com fonação mais relaxada.[10] Reforça-se na literatura o risco de contaminação por indivíduos infectados por meio de emissões de partículas como em situações de tosse, espirro, conversa e/ou canto, devendo o fonoaudiólogo manter em prática todas as normas de biossegurança recomendadas, assegurando o cuidado com a sua saúde e dos seus pacientes. [9]

Na literatura pesquisada, encontraram-se cartilhas para orientações quanto às sequelas causadas pela Covid-19. No guia "Apoio ao Autocuidado em Reabilitação após a Covid-19" são oferecidas orientações básicas sobre exercícios e aconselhamento para adultos que apresentaram sintomas graves e foram admitidos para o tratamento da Covid-19 em hospital. Dentre elas, quanto às manifestações fonoaudiológicas, destacam-se os cuidados para os problemas vocais e de alimentação. [11]

Cuidados com os problemas na voz[11]

Algumas vezes, as pessoas podem ter dificuldades com a voz após usarem um respirador mecânico (serem entubadas). Quando a sua voz está rouca ou fraca, é importante:

- Falar quando for confortável. Você precisa continuar usando a sua voz para melhorar. Se você se cansar ao falar, pare por alguns momentos e avise seus familiares e amigos que você precisa parar e descansar a sua voz durante as conversas.

- Não force sua voz. Não sussurre, pois isso pode forçar as suas cordas vocais. Tente não levantar a voz nem gritar. Se você precisar chamar a atenção de alguém, tente fazer um barulho com algum objeto próximo.

- Descanse. Se você perder o fôlego enquanto fala, tenha o cuidado de não se esforçar mais. Pare e sente-se com calma, prestando atenção na sua respiração. Experimente as estratégias de respiração descritas nesse guia. Faça isso até sentir-se pronto para falar de novo.

- Experimente murmurar consigo mesmo para praticar o uso da voz, mas cuidado para não forçar.

- Use outras estratégias de comunicação, como escrever, mandar mensagens por celular ou usar gestos se estiver difícil ou desconfortável para falar.

- Tome pequenos goles de água ao longo do dia para ajudar a manter a sua voz funcionando

Cuidados para comer, beber e engolir[11]

Se você usou respirador mecânico e foi entubado quando esteve no hospital, pode perceber que tem alguma dificuldade para engolir alimentos e bebidas. Isso acontece porque os músculos que ajudam a engolir podem ter enfraquecido. Comer bem e beber água ou suco é importante para a sua recuperação. Prestar atenção ao engolir é importante para evitar o engasgamento e infecções no pulmão. Isso pode acontecer se alimentos ou bebidas forem para o lugar errado e alcançarem o pulmão quando você tentar engolir.

Se você tem dificuldade para engolir, essas técnicas podem ajudá-lo:

- ▶ Sente-se ereto sempre que for comer ou beber. Nunca coma ou beba deitado.

- ▶ Continue ereto (sentado, de pé ou andando) por pelo menos 30 minutos depois de cada refeição.

- ▶ Experimente alimentos de consistências diferentes (mais espessos ou suaves) para descobrir se alguns alimentos são mais fáceis de engolir do que outros. Escolher alimentos mais suaves, macios e úmidos ou cortar alimentos sólidos em pedaços bem pequenos pode ajudá-lo no início.

- ▶ Concentre-se ao comer ou beber. Tente fazer suas refeições em um lugar calmo.

- ▶ Não se apresse ao comer. Coma pedaços pequenos de alimento, tome pequenos goles de bebida entre cada garfada e mastigue bem antes de engolir.

- ▶ Tenha certeza de que engoliu tudo antes de dar outra garfada ou outro gole. Se preciso, engula de novo.

- ▶ Faça refeições menores ao longo do dia se você se cansar ao fazer grandes refeições.

- ▶ Se você tossir ou engasgar, ou se ficar difícil para respirar ao comer e beber, pare um pouco para se recuperar.

Comer de maneira saudável é importante para a sua recuperação, especialmente quando você está fraco ou usou um respirador mecânico. Escovar os dentes depois de cada refeição e ficar hidratado vai ajudá-lo a manter sua boca saudável. Se continuar difícil para comer e beber, entre em contato com um profissional de saúde.[11]

A Academia Americana de Cirurgia de Cabeça e Pescoço (AAO-HNS) alertou para uma relação estreita entre hiposmia (diminuição da sensibilidade olfativa), anosmia (perda do olfato), hipogeusia (diminuição da sensibilidade gustativa) e Covid-19, propondo a consideração desses sintomas na detecção precoce da doença. Em 4 de maio de 2020, a OMS incluiu a anosmia na sintomatologia da Covid-19, considerando-a como um biomarcador.[12]

Dentre as alterações funcionais olfativas consequentes da Covid-19, temos a anosmia (mais frequente), hiposmia e parosmia. Normalmente, essas alterações melhoram de modo espontâneo, porém algumas pessoas persistem com o quadro, necessitando do auxílio de um fonoaudiólogo na reabilitação da função.[13]

A estimulação olfativa e gustativa tem estreita relação com a alimentação, pois preparam o sistema motor oral (boca) e gastrointestinal para receberem o alimento. Nossa percepção de sabor é realizada pelo sentido do olfato juntamente com o paladar, além de componentes como textura, temperatura e viscosidade dos alimentos.[13]

A reabilitação consiste no Treino Funcional do Olfato (TFO), que tem como objetivo melhorar a qualidade de vida e aperfeiçoar os sentidos por meio dos exercícios que estimulam o epitélio olfativo. O treino pode ser dividido em quatro níveis de intervenção: detecção de odores, discriminação de odores, caracterização de odores e identificação e reconhecimento de odores. Os estímulos olfativos podem ser categorizados em: frutíferos/florais, alimentícios, perigo e químicos. Os três primeiros estimulam o nervo olfativo e os estímulos químicos estimulam o nervo trigêmeo.[13]

Verificou-se que muitos pacientes apresentam alterações de linguagem pós-infecção. Tal fato pode ser explicado pela dispneia ou hipóxia, que reduz a capacidade dos pulmões de fornecer oxigênio suficiente para os órgãos, incluindo o cérebro. A Covid-19 também pode levar a um aumento dos fatores de coagulação do sangue no corpo, dando origem a coágulos que podem causar danos cerebrais.[14]

Diversos hospitais nesse contexto da pandemia, onde muitos pacientes necessitam de suporte ventilatório por tempo prolongado, como também que apresentam cansaço ou esforço respiratório ao falar, com fala entrecortada e baixa intensidade, de difícil inteligibilidade, aderiram à Comunicação Suplementar e Alternativa (CSA). Esse tipo de comunicação também pode ser usado por pacientes que apresentam alterações cognitivas prévias, causada pela hipóxia ou sedação.[15]

A CSA é uma área de prática e pesquisa, clínica e educacional para crianças e adultos, que envolve um conjunto de ferramentas e estratégias utilizadas para resolver desafios cotidianos de comunicação de pessoas que apresentam algum tipo de comprometimento da linguagem oral, na produção de sentidos e na interação. As ferramentas da CSA incluem material de sinais gráficos desenvolvidos especificamente para a comunicação alternativa, agrupados em categorias sintáticas e semânticas, além da utilização de fotos, palavra escrita e alfabeto.[16]

A CSA pode ser sem ou com apoio. Quando a pessoa, apesar de não falar, consegue comunicar-se utilizando seu próprio corpo, como sinalizar "sim" ou "não" com movimentos de cabeça ou mãos e usar gestos indicativos com as mãos ou movimentos corporais, denominamos comunicação sem apoio.[15]

As pranchas permitem que o paciente, a partir de apontamentos diretos ou por varreduras, comunique sentimentos, desejos, responda perguntas de familiares ou da equipe. Essa comunicação também possibilita a participação ativa dele em seu tratamento, auxiliando a equipe a compreendê-lo em suas necessidades, reduzindo a sensação de impotência e frustração. A possibilidade de minimizar os impactos da comunicação vulnerável por meio da proposta de intervenção com recursos de CSA faz parte do conjunto de ações voltadas para a humanização e a produção de cuidado na assistência hospitalar baseada nos princípios da integralidade.[15]

Estudos realizados em diferentes partes do mundo estão começando a relatar manifestações neurológicas em um número significativo de pacientes acometidos pelo Sars-CoV-2, entre os quais estão incluídos desde sintomas leves até os mais graves. Entre os leves, há relatos de cefaleia, anosmia e parestesia; entre os graves, há relatos de afasia e convulsões. Nesse cenário, diversos fatores concorrem para intensificar as dificuldades na identificação de questões neurológicas relacionadas à Covid-19. Assim, essas manifestações podem não ser reconhecidas pelo que propriamente são quando se apresentam. Argumenta-se que estímulos externos também podem contribuir para confundir a identificação de problemas neurológicos, como a administração de sedativos e o próprio ambiente da Unidade de Terapia Intensiva (UTI), visto que é de conhecimento geral que tal ambiente pode intensificar ou impulsionar confusão mental e *delirium*.[17]

A afasia pode ser definida como uma alteração no conteúdo, na forma e no uso da linguagem e de seus processos cognitivos subjacentes, como percepção e memória. Essa alteração é caracterizada por redução e disfunção, que se manifestam tanto no aspecto expressivo quanto no receptivo da linguagem oral e escrita, em diferentes graus em cada uma dessas modalidades.[18]

Historicamente, as afasias foram classificadas como "emissivas", "receptivas" e "mistas", considerando-se a emissão ou a recepção, respectivamente, como áreas de maior comprometimento e, por sua vez, nos quadros mistos, a recepção e a emissão comprometidas de forma equivalente. Fazem parte do grupo das afasias "emissivas" a afasia de broca, afasia de condução e afasia transcortical motora. No grupo das afasias "receptivas" temos a Afasia de Wernicke, Afasia Transcortical Sensorial e Afasia Amnéstica ou Anômica. As "afasias mistas" destacam-se a Afasia Transcortical Mista, Afasia Mista e Afasia Global.[18]

No geral, mesmo quando se encontram pacientes que aparentemente não apresentam alteração da compreensão, uma avaliação detalhada detecta falhas no processamento das informações recebidas auditivamente, as quais sujeitos normais não apresentam.[18]

As lesões subcorticais também podem produzir enorme variedade de distúrbios da fala e linguagem, e as alterações de linguagem são normalmente consideradas atípicas. Podemos observar também a presença de disartria nesses casos, um distúrbio da fala decorrente de alterações nas bases de respiração, fonação, articulação, ressonância e prosódia.[18]

Pacientes com alterações no hemisfério cerebral esquerdo também podem apresentar dificuldades no processamento de linguagem como os aspectos prosódicos, léxico-semânticos, textuais e pragmáticos, processamento morfológico e sintático de sentenças. Também podem apresentar dificuldades em compreender textos quando o tema não está explícito, dificuldades em integrar fragmentos de narrativas e compreender a intenção do texto. Alguns trabalhos demonstram a dificuldade de pacientes com lesão de hemisfério direito em interpretar mudanças de humor, sarcasmo, ironia, piadas e conteúdos inferenciais.[18]

Há um consenso no que tange às especializações hemisféricas de diferentes funções cognitivas. O hemisfério esquerdo é reconhecidamente responsável pelo conhecimento e pensamento linguístico, pelo raciocínio analítico, assim como pelo funcionamento da memória verbal e de aspectos de expressão e recepção da linguagem. Em contrapartida, o hemisfério direito é relacionado a funções distintas como percepção visuoespacial, inteligência social e emocional, e reconhecimento de expressões faciais.[19]

O atendimento de um paciente que sofreu uma lesão cerebral deve começar com uma completa avaliação da fala e linguagem e de outras possíveis condições que podem acompanhar o quadro. Um bom tratamento exige, em princípio, uma clara definição da *performance* do paciente em todas as modalidades de linguagem e de quaisquer déficits perceptuais ou motores que possam estar presentes. Diversos testes para avaliação e tratamento de afasia estão à disposição do fonoaudiólogo. De modo geral, são constituídos de itens a fim de determinar a função da decodificação do paciente em entender a linguagem falada e escrita, e de codificar essas mesmas funções. Linhas de base tomadas nessas áreas permitem ao fonoaudiólogo planejar um programa para as habilidades residuais do paciente.[20]

As linhas terapêuticas têm buscado apresentar evidência de sua eficácia na recuperação de aspectos discretos ou abrangentes da linguagem e da comunicação. A terapia de afásicos se justifica quando propicia mudanças vantajosas e perceptivas pelo indivíduo, as quais ocorrem em razão da recuperação do déficit, de adaptações do indivíduo à lesão ou, ainda, de adaptações do ambiente comunicativo e dos interlocutores ao afásico. Mesmo as terapias que se baseiam em noções de readaptações com mudanças de estratégias, a serem empregadas pelas estruturas preservadas. Na linguagem e na comunicação, há inúmeras situações que oferecem a oportunidade de criar "rotas" de repostas.[21]

Como em toda terapia de linguagem, a família e os cuidadores deverão estar cientes dos objetivos, das estratégias e das etapas do trabalho. Aqueles que convivem com os pacientes devem ser orientados quanto a procedimentos que podem ser utilizados no dia a dia. A seguir, apresentam-se sugestões para terapeutas, familiares e cuidadores quanto as alterações de compreensão. Cuidados específicos que o terapeuta deve tomar para facilitar a compreensão:[22]

- ▶ Sempre falar de frente para o paciente – fator importante para a manutenção da atenção e compreensão;

- ▶ Usar repetição e redundância (principalmente no caso de lesão de hemisfério esquerdo) – o terapeuta deve usar estratégia de modo adequado e sem exageros;

- ▶ Usar frases curtas, claras e diretas;

- ▶ Reduzir a velocidade da fala – os pacientes podem ser mais lentos no processamento da informação auditiva. Deve-se falar de modo mais pausado, tomando sempre o cuidado de inserir as pausas de modo apropriado;

- ▶ Reduzir o barulho de fundo e a presença de barulhos competitivos;

- ▶ Usar sinais de alerta – são sinais que indicam ao paciente que ele vai receber uma informação. São exemplos comuns frases como "preste atenção", "escute isso" ou, simplesmente0 tocar a mão ou o braço da pessoa, com intuito de direcionar sua atenção.

Considerações finais

- ▶ Pacientes com sintomas graves de Covid-19 podem ter acometimentos respiratórios, necessitando muitas vezes ser intubados por tempo prolongado e evoluindo para o uso da traqueostomia e ventilação mecânica.

- O comprometimento respiratório, a fraqueza muscular generalizada e demais implicações clínicas podem causar impactos nas funções na respiração, fala, comunicação e deglutição.

- O fonoaudiólogo pode utilizar recursos de CSA para favorecer a melhora do ambiente comunicativo entre pacientes × equipe × familiares.

- A disfagia é uma alteração de deglutição frequentemente encontrada em casos de pacientes infectados pela Covid-19, devendo ser acompanhada pelo fonoaudiólogo para minimizar os riscos de mortalidade pela broncoaspiração, desnutrição e desidratação (em conjunto com o Serviço de Nutrição).

- A alteração olfatória é bastante relatada na literatura pesquisada como um sintoma frequente após a Covid-19, com melhora espontânea na maioria dos casos. O fonoaudiólogo pode realizar o treino de olfato associado ao paladar para melhora da função olfativa.

- Manifestações neurológicas podem ser observadas em pacientes acometidos pela Covid-19, podendo acarretar alterações de linguagem, desde as mais sutis até as mais graves, necessitando de investigação fonoaudiológica minuciosa e intervenção precisa.

- A intervenção fonoaudiológica visa não somente minimizar os riscos de saúde ao paciente, mas também proporcionar melhora da qualidade de vida e humanização em seus cuidados no período da internação e pós-alta hospitalar.

Referências

Cesar AM, Lima MD. Fonoaudiologia e Covid-19: guia de intervenção. 1. ed. Rio de Janeiro: Thieme Revinter; 2021. Capítulo 3 – Disfagia na Covid-19: avaliação e intervenção. p. 15-24.

Cerqueira SBG, Teixeira JP, Carneiro TC, Ferreira GP, Silva JHS, Graça LO et al. Manejo fonoaudiológico do paciente traqueostomizado no contexto da Covid-19: uma revisão do conhecimento atual. Distúrbios da Comunicação. 2021;33(1):178-85.

Rossi-Barbosa LAR, Samuyara AA, Oliveira GD. Atuação do fonoaudiólogo frente ao paciente com Covid-19 em relação ao distúrbio da deglutição. Bionorte, Montes Claros, 2020;9(1):1-3. Carta ao editor.

Sistema de Conselhos de Fonoaudiologia. Manual de Biossegurança. Brasília, DF: 2020. Disponível em: https://www.fonoaudiologia.org.br/wp-content/uploads/2020/09/CFFa_Manual_Biosseguranca.pdf. Acessado em: 23 nov. 2023.

Associação de Medicina Intensiva Brasileira (AMIB). Recomendações do Departamento de Fonoaudiologia da AMIB referente ao atendimento aos pacientes portadores ou com suspeita de Covid-19 na terapia intensiva e no ambiente hospitalar. São Paulo: AMIB; 2020. Disponível em: https://www.fonoaudiologia.org.br/wp-content/uploads/2021/03/Recomendacoes_do_Departamento_de_Fonoaudiologia_da_AMIB_referente_ao_atendimento_aos_pacientes_portadores_ou_com_suspeita_de_COVID-19_na_terapia_intensiva_e_no_ambiente_hospitalar-1.pdf. Acessado em? 23 nov. 2023.

Cesar AM, Lima MD. Fonoaudiologia e Covid-19: guia de intervenção. 1. ed. Rio de Janeiro: Thieme Revinter; 2021. Capítulo 2 – Biossegurança na Fonoaudiologia. p. 9-13.

Ortiz KZ. Distúrbios neurológicos adquiridos: fala e deglutição. 1. ed. Barueri, SP: Manole; 2006. Capítulo 14 – Disfagias Neurogênicas: Terapia. p. 282-99.

Conselho Federal de Fonoaudiologia (CFF). Parecer CFFa n° 48, de 2 de outubro de 2020. Dispõe sobre a atuação do fonoaudiólogo na equipe multiprofissional na prevenção de broncoaspiração. 2020. Disponível em: https://cffa-br.implanta.net.br/portaltransparencia/#publico/Listas?id=0863daf8-5e3d-4af9-83fa-e03af0dae3e7. Acessado em? 23 nov. 2023.

Cesar AM, Lima MD. Fonoaudiologia e Covid-19: guia de intervenção. 1. ed. Rio de Janeiro: Thieme Revinter; 2021. Capítulo 5 – Alterações Vocais em Pacientes com Covid-19. p. 45-50.

de Sena TS, Branco GMPC, de Farias RRS. Reabilitação fonoaudiológica do paciente com Covid-19: uma revisão integrativa. Research, Society and Development. 2021:10(8):e13610817154-e13610817154.

Instituto de Medicina Física e Reabilitação. Hospital das Clínicas da Faculdade de Medicina da Universidade de São Paulo. Apoio ao Autocuidado em Reabilitação após a Covid-10. 2020.

Cesar AM, Lima MD. Fonoaudiologia e Covid-19: guia de intervenção. 1. ed. Rio de Janeiro: Thieme Revinter; 2021. Capítulo 4 – Abordagem Fonoaudiológica na Reabilitação Funcional do Olfato. p. 25-43.

Prates A, Souto L, César A, Lima M. Treinamento funcional do olfato: cartilhas de orientações para fonoaudiólogos do SUS-BH. Belo Horizonte, 2021. Último acesos em: 18/01/2022. Disponível em: :https://prefeitura.pbh.gov.br/sites/default/files/estrutura-de-governo/saude/2021/cartilha-orientacoes-fono-covid_20-09-2021.pdf. Acessado em? 23 nov. 2023.

Gonzáles BV. Como a Covid-19 pode afetar também a linguagem dos doentes recuperados. Revista Época Negócios, 22ago. 2021.

Cesar AM, Lima MD. Fonoaudiologia e Covid-19: guia de intervenção. 1. ed. Rio de Janeiro: Thieme Revinter; 2021. Capítulo 7 – Comunicação suplementar e alternativa em pacientes com Covid-19. p. 63-72.

International Society for Augmentative and Alternative Communication (ISAAC Brasil). O que é comunicação alternativa (CA)? 2021. Disponível em: http://www.isaacbrasil.org.br/comunicaccedilatildeo-alternativa.html. Acessado em: 18 jan. 2022.

Neta MLG, de Andrade MS, Rasetto V. Aspectos cognitivos e neurológicos da Covid-19: Uma análise a partir da tradução livre de quatro estudos. Revista Enfermagem e Saúde Coletiva – REVESC. 2020;5(1):17-23.

Ortiz KZ. Distúrbios neurológicos adquiridos: fala e deglutição. 1. ed. Barueri, SP: Manole; 2006.

Ortiz KZ. Distúrbios neurológicos adquiridos: fala e deglutição. 1. ed. Barueri, SP: Manole; 2006. Capítulo 7 – Relação entre linguagem e hemisfério direito. p. 136-56.

Ortiz KZ. Distúrbios neurológicos adquiridos: fala e deglutição. 1. ed. Barueri, SP: Manole; 2006. Capítulo 5 – Terapia nas desordens emissivas. p. 94-109.

Ferreira, LP, Befi-Lopes, DM, Limongi, SC. Tratado de Fonoaudiologia. 1. ed. São Paulo: Roca; 2004. Capítulo 73 – Afasias: visão multidimensional da atuação do fonoaudiólogo. p. 920-32.

Ortiz KZ. Distúrbios neurológicos adquiridos: fala e deglutição. 1. ed. Barueri, SP: Manole; 2006. Capítulo 6 – Terapia nos distúrbios compreensivos. p. 110-35.

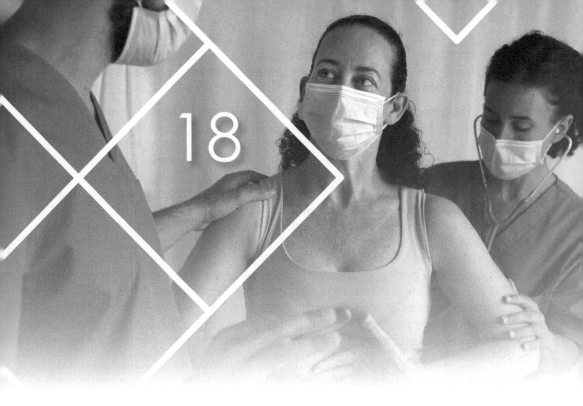

Aspectos Nutricionais na Reabilitação das Sequelas do Covid-19

Rosana Aparecida de Freitas Lopes
Fernanda Simões de Andrade e Silva

A Covid-19 tem causado uma escala de morbidade e mortalidade sem precedentes. Evidências científicas e clínicas têm demonstrado seus efeitos agudos e também em longo prazo.

Os principais efeitos residuais descritos são: fadiga crônica, fraqueza muscular, dispneia, dor de cabeça, dificuldade para dormir, ansiedade e depressão, perda de cabelo, transtorno de cheiro (anosmia), distúrbios no paladar (disgeusia, ageusia ou hipogeusia), alteração cognitiva, dores nas articulações e consequentemente declínio da qualidade de vida.[2]

Nesse período, em que o viver tornou-se uma prova de resistência física e emocional, a nutrição mostrou sua contribuição tanto nos aspectos que envolvem a prevenção por meio do fortalecimento do sistema imunológico, destacando o papel das vitaminas A, C, E e D e os minerais ferro e zinco, como durante a infecção para redução das sequelas relacionadas à desnutrição e pós-Covid-19.[2]

Estudo realizado em um centro de reabilitação no período de abril a setembro de 2020 demonstrou o papel da equipe multiprofissional no manejo pós-Covid-19. Esses pacientes foram encaminhados por hospitais terciários e foram submetidos a um programa intensivo de reabilitação por 4 semanas. Inicialmente, esses pacientes foram triados nas primeiras 48 horas da internação utilizando a ferramenta para triagem nutricional de acordo com a idade: adultos NRS (2002); Mann para maiores de 60 anos e paciente com lesão medular foram triados por meio da SNST (2012). Dados antropométricos, como peso e altura, foram coletados e aplicados à equação de Quetelet (peso corporal em kg/altura em metro^2) e classificados segundo a Organização Mundial da Saúde (OMS) ou Organização Pan-Americana de Saúde (OPAS) de acordo com a idade, como baixo peso, eutrófico, sobrepeso ou obeso. Também foram submetidos à análise da composição corporal por bioimpedância elétrica para obtenção dos valores referentes à massa livre de gordura, utilizando o cálculo do índice de massa magra (IMM), em que a massa livre de gordura em kg é dividida pela estatura em metros^2. Os valores < 17 para homens e < 15 para mulheres foram associados à sarcopenia.[1]

Todos esses dados foram aplicados à ferramenta GLIM (Iniciativa de Liderança Global sobre Desnutrição), muito eficaz para o diagnóstico e a classificação da desnutrição em pacientes pós-Covid-19, pois considera a perda de peso e a massa livre de gordura presentes.[3] Foi observado que 54,17% dos pacientes do referido estudo apresentaram desnutrição moderada e 41,17% desnutrição severa. Nessa mesma amostra, 65,22% apresentaram porcentagem de gordura corporal acima da média. O que nos sugere que a prioridade deve estar centrada na desnutrição independente da classificação do índice de massa corporal, pois são sugestivos de obesidade sarcopênica que, por sua vez, está associada à fragilidade e ao declínio funcional.[1]

Não há um consenso sobre o diagnóstico de obesidade sarcopênica, porém, estudo realizado por Baumgartner em idosos do Novo México relacionou a redução da massa magra utilizando a somatória dos membros superiores e inferiores feitos por meio da densitometria óssea de dupla energia (*Dual-energy x-ray absortiometry* – DEXA) dividido pela altura em metro^2, de modo que homens com < 7,26 kg/m^2 e mulheres < 5,45 kg/m^2 são considerados com baixa massa muscular e preditivo de sarcopenia e classifica o excesso de gordura corporal (homens ≥ 28%; mulheres ≥ 40%).[4] Desta forma, o indivíduo seria classificado com obesidade sarcopênica quando atingir os dois critérios. Como sugestão deste estudo, fica a intensa necessidade de acompanhar o desenvolvimento da massa magra e o apoio da nutrição em relação ao atendimento das metas calóricas e proteicas, considerando a desnutrição identificada pela ferramenta GLIM.

Outra queixa importante e que está associada ao déficit proteico e vitamínico mineral pode ser observado no exame clínico, insubstituível na avaliação nutricional. Sinais como queda de cabelo, lesões por pressão, unhas quebradiças, pele ressecada e palidez são sinais importantes do estado nutricional relacionados ao déficit proteico, bem como a avaliação da coloração da urina relacionada à hidratação e o hábito intestinal que pode inferir sobre o aproveitamento da alimentação ofertada.

A avaliação do estado nutricional requer a análise cuidadosa de diversos indicadores e índices, os quais desempenham um papel crucial no diagnóstico preciso. Além dos exames bioquímicos tradicionais, como hemograma completo, perfil lipídico, vitamina D, PCR e ferritina, que servem como marcadores inflamatórios, é imprescindível considerar outros parâmetros. Entre estes, incluem-se as proteínas séricas, pré-albumina, ácido fólico, vitamina B12, glicemia, função hepática e, em situações específicas, para pacientes que adotaram via alternativa de alimentação, a dosagem dos eletrólitos, tais como fósforo, magnésio, sódio e potássio. Essa última medida visa prevenir a ocorrência da síndrome de realimentação, demonstrando a abordagem abrangente e aprofundada necessária para uma avaliação nutricional completa.[2,4] A análise desses fatores permite ao profissional nutricionista individualizar o planejamento alimentar e desta forma melhorar os resultados na recuperação pós-Covid-19.

Quadro 18.1 – Prevenção e tratamento da desnutrição e caquexia em pacientes com Covid-19.

Energia	Proteína	Outras recomendações
Pré-intubação e/ou dieta oral 25-30 kcal/kg	1,0 g/kg	Deve ser ajustado individualmente em relação ao estado nutricional, nível de atividade física, estado da doença e tolerância.
Intubação e/ou dieta enteral	1,2 a 2,5 g/kg	Para pacientes com resíduos gástricos acima de 500 mL, as diretrizes ESPEN recomendam a colocação de um tubo de alimentação pós-pilórica o mais rápido possível.
Reabilitação 25-30 kcal/kg	0,8 a 1,2 g/kg/peso	Leucina: 3%/dia
		L-carnitina: 2-4 g/dia via oral
		W3 (EPA): 2 g/dia
		HMB: 3-5 g/dia associado ao exercício físico

ESPEN: Sociedade Europeia de Nutrição Clínica e Metabolismo; HMB: β-hidroxi-β-metilbutirato.

Fonte: Virgens IPA, Santana NM, Lima SCVC, Fayh APT. Can COVID-19 be a risk for cachexia for patients during intensive care? Narrative review and nutritional recommendations. The British Journal of Nutrition. 2021;126(4):552-560.

Necessidades nutricionais

O cálculo das necessidades nutricionais deve levar em consideração o estágio da infecção, presença ou ausência de lesão por pressão e o nível de atividade física. Apesar de algumas recomendações embasarem a prática atual mais estudos são necessários ao longo do tempo para definição das reais necessidades de cada indivíduo.[5]

O monitoramento contínuo da aceitação alimentar é ferramenta importante para evolução de pacientes internados ou em regime ambulatorial. A ausência do paladar e do olfato pode interferir na aceitação alimentar para menos e levar a rápida perda de peso na fase aguda ou para mais e colaborar para o aumento do peso corporal pós-Covid-19. O diário alimentar é uma ferramenta útil para análise da ingestão alimentar, na presença de aceitação alimentar menor que 50% a 60% a suplementação oral é indicada.[2,5]

Os suplementos nutricionais em especial aqueles hipercalóricos e hiperproteicos adicionados de aminoácidos essenciais entre eles a leucina e seus metabolitos como o HMB (ácido β-hidroxi-β-metilbutirato) são úteis para atendimento das metas nutricionais e recuperação da massa magra quando associados ao exercício físico. Enquanto o consumo de alimentos fontes de W3 e W6 possui papel de destaque na redução da atividade inflamatória, porém, na presença de inapetência, o uso de suplementos enriquecidos com W3 e W6 sem sabor, pode ser mais bem tolerado em função da praticidade em adicionar as preparações de melhor aceitação.[5,8] Na presença de lesão por pressão suplemento específico para cicatrização hiperproteicos enriquecidos de arginina, prolina, vitaminas A, E e C, minerais zinco, selênio e ferro podem ajudar na cicatrização de lesões por pressão para aqueles pacientes que passaram pela forma grave da doença e foram submetidos a longos períodos de internação.

Alimentos fontes de proteínas: leite e derivados, carnes brancas, vermelhas, vísceras, peixes, ovos, leguminosas como: feijões, lentilha, ervilha seca, soja. Com relação ao Ômega 3 e 6: peixes como sardinha, salmão, linhaça, chia, nozes e folhas verdes escuras podem auxiliar na redução do processo inflamatório e na dor (Figura 18.1).

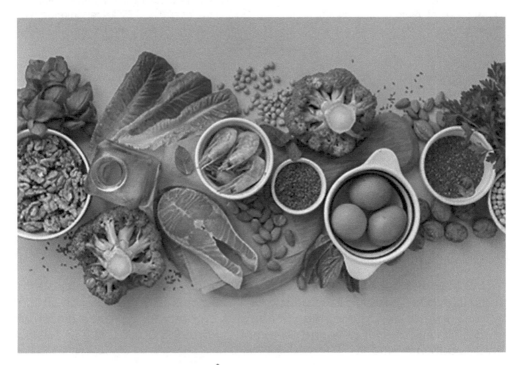

Figura 18.1 – Fontes alimentares de Ômega 3 e 6.
Crédito: Freepik.com.

Planejamento alimentar e sintomas associados
Fadiga crônica

A transformação de energia no interior das células é um processo vital que depende significativamente das vitaminas do complexo B, especialmente B1 (tiamina), B2 (riboflavina), B3 (niacina) e B5 (ácido pantotênico). Uma alimentação deficiente nessas vitaminas pode agravar os sintomas de fadiga.

Diversos alimentos se destacam como fontes ricas em vitaminas do complexo B (B1, B2, B3 e B5), incluindo trigo integral, aveia, milho, batata doce, batata baroa, batata inglesa, almeirão, brócolis, couve, manjericão, catalonha, caju, tomate, acerola, cupuaçu, jambo, mamão, maracujá, pequi, fígado, leite e derivados, carnes, frangos, peixes, feijões, lentilhas, gergelim e cereais matinais integrais.[7]

A inclusão fracionada destes alimentos no desjejum ou café da manhã (Figura 2), colação, almoço (Figura 3), lanche da tarde (Figura 4), jantar e ceia pode contribuir para a melhoria da sensação de fadiga.

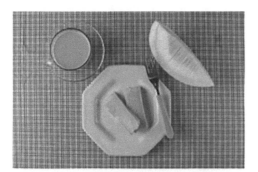

Café com leite, bolo de milho e melão

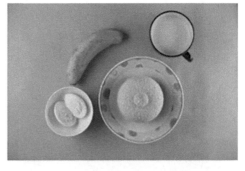

Leite, cuscuz, ovo de galinha e banana

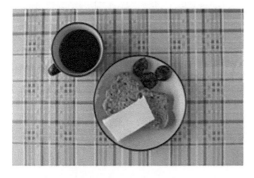

Café, pão integral com queijo e ameixa

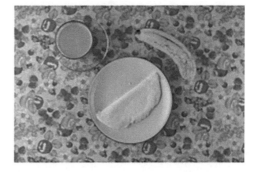

Café com leite, tapioca e banana

Figura 18.2 – Exemplo de desjejum ou café da manhã.
Fonte: Adaptada de Brasil. Ministério da Saúde. Guia alimentar para a população brasileira: opções de refeições saudáveis, 2014.

50% de vegetais: legumes e folhas.

25% de carboidratos: arroz, batatas, milho, derivados do trigo etc.

25% de proteínas vegetais (lentilha e os feijões) e animais (carnes, aves, peixes, ovos).

Frutas ácidas após as refeições auxiliam o aproveitamento do ferro e a digestão.

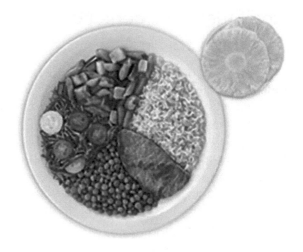

Figura 18.3 – Exemplo de almoço e jantar.
Fonte: Acervo da autoria.

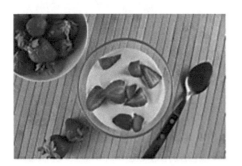
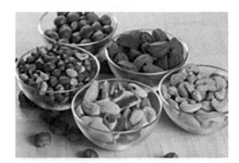
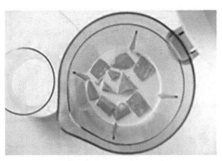
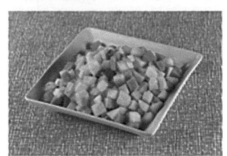

Figura 18.4 – Opções de lanches saudáveis.
Fonte: Adaptada de Brasil. Ministério da Saúde. Guia alimentar para a população brasileira: opções de refeições saudáveis, 2014.

Sono, ansiedade, depressão como a nutrição pode ajudar?

O sono tem papel fundamental na restauração do sistema imunológico, sistema endócrino, recuperação nervosa e metabólica e, dessa forma, assume um papel fundamental na aprendizagem, memória e plasticidade sináptica.[9] Queixas como insônia, dificuldade de concentração e memória são bastante comuns no pós-Covid-19,[2] independentemente da gravidade da infecção.

A curta duração do sono, < 7 horas, está relacionada ao aumento da atividade inflamatória, promovem ganho de peso corporal e diabetes. A longa duração do sono (> 8 horas) também.[9] Dessa forma, a correção desse sintoma em pacientes pós-Covid-19 é importante para adequação do peso corporal, pressão arterial, diabetes, dislipidemias e qualidade de vida.

Pesquisas têm demonstrado o papel da nutrição na qualidade do sono e da saúde mental, deficiências de nutrientes ou excessos parecem estar relacionadas. Os principais mecanismos propostos envolvem a produção de hormônios intestinais, como insulina e grelina, e neurotransmissores, como serotonina e melatonina. Outra via citada é o papel da alimentação na inflamação, no estresse oxidativo e na neuroplasticidade. Todos esses processos têm em comum o eixo microbiota | intestino–cérebro.[8]

Dietas consideradas saudáveis, como a do mediterrâneo, que incluem frutas, verduras, legumes, cereais integrais e peixes, estão relacionados com efeitos positivos na microbiota intestinal. Destaca-se o papel das fibras presentes nesses alimentos, com exceção do peixe. Por outro lado, dietas ricas em açúcares e gorduras, em especial a saturada, parecem ter efeito negativo na microbiota intestinal e, quanto mais diversificada é a flora, maior será o aproveitamento de nutrientes e a produção de neurotransmissores benéficos à qualidade do sono.[8] O grupo do leite e derivados são ricos em vitaminas do complexo B e triptofano, aminoácido envolvido na síntese de serotonina, o uso de leite e derivados integrais, em função da gordura saturada, podem agir negativamente em relação ao sono,[8] porém é possível substituir por derivados magros ou pobres em gorduras.

Um ponto importante para regularização do sono é a boa hidratação ao longo do dia.[8] O uso de chás claros sem açúcar e a redução de cafeína têm efeito positivo em relação ao sono. Entretanto, o excesso de líquidos à noite poderá interromper o sono por aumentar o débito urinário. Pequenas refeições distribuídas ao longo do dia também influenciam a qualidade do sono. Fome ou excesso de alimentos próximo ao horário de dormir é preditivo de noites mal dormidas. A qualidade do sono impacta a saúde mental, e sintomas como depressão e ansiedade podem ser agravadas pela insônia.

Com relação à depressão e ansiedade destaca-se o uso de grãos integrais, vegetais, peixes, azeite de oliva, nozes, laticínios com baixo teor de gordura e carnes magras. Esses alimentos são fontes de vitaminas do complexo B, em especial B6 e B12, minerais como magnésio, zinco, vitamina E e C, e Ômega 3, cuja deficiências estão relacionadas à depressão, porém mais estudos são necessários para compreensão dos mecanismos envolvidos nesse processo. É importante ressaltar que essas dietas preconizam baixo consumo de cereais refinados, alimentos ricos em açúcares, gorduras e frituras.[10]

A dieta estilo mediterrâneo poderá ajudar a melhorar tanto o sintoma de insônia quanto depressão e ansiedade. Destaca-se para esse benefício a importância da microbiota intestinal. Nesse sentido, aqueles pacientes que manifestaram sintomas gastrointestinais, como a diarreia da Covid-19, ou fizeram uso de antibióticos por longos períodos podem ter comprometido a microbiota intestinal.[5] Nesses casos, a reposição da microbiota intestinal por meio de alimentos probióticos encontrados em leites fermentados, iogurtes naturais e suplementos dietéticos podem auxiliar no reestabelecimento da microbiota intestinal saudável, que dentre outros fatores colabora positivamente na melhora na produção intestinal de vitamina B12, associada à memória, concentração e fadiga.[10]

Distúrbios da deglutição e cuidados dietéticos

Para aproveitamento dos nutrientes presentes nos alimentos, são necessárias boa mastigação e boa deglutição. Pacientes que foram submetidos à forma grave da doença após a extubação orotraqueal, acompanhada de grande perda de peso e massa muscular, relatam dificuldade para mastigar ou deglutir, chamada disfagia. São complicações associadas com atrofia e fraqueza dos músculos esqueléticos da cabeça e do pescoço, e podem interferir com a mecânica da mastigação e deglutição, foi identificada em mais de 50% do pacientes de um centro de reabilitação pós-Covid.[1,2,5]

A intervenção entre a qualidade da dieta e consistência adequada é crucial para melhora da composição corporal, quando associada ao exercício físico. A avaliação da deglutição e mastigação é realizada pelo fonoaudiólogo e, dessa forma, a modificação da consistência alimentar é indicada, podendo ser: pastosa homogênea ou heterogênea, branda ou geral e, ainda, mista, quando apenas alguns grupos alimentares oferecem maior risco de engasgos ou aspiração.

A utilização de dieta pastosa homogênea facilita a digestão e absorção adequadas e exige menos esforço. Com a melhora do quadro, a dieta poderá ser evoluída para pastosa heterogênea, em que a principal diferença é a presença de pequenos alimentos úmidos e macios. O próximo passo é a dieta branda, caracterizada pelo uso de alimentos bem cozidos. Essa consistência é interessante de ser mantida para aqueles pacientes que precisam ganhar peso corporal e idosos que precisam da mastigação facilitada. Após avaliação profissional, a transição para dieta geral poderá ser realizada e, nessa fase, todos os alimentos são liberados: crus, cozidos, macios e rígidos (Tabela 18.1).

Tabela 18.1 – Exemplo de progressão na consistência da dieta.

Dieta/ Consistência	Pastosa Homogénea	Pastosa Heterogénea	Branda	Geral
Desjejum	Mingau de leite ou extrato de soja com farinha de aveia Papa de frutas	Leite ou extrato vegetal com café ou cacau. Batata doce bem cozida, úmida e amassada. Frutas macias amassadas	Café com leite semidesnatado Pão macio sem casca com creme de queijo magro. Fruta macia	Pão integral com pate de sardinhas e suco de laranja

(Continua)

Tabela 18.1 – Exemplo de progressão na consistência da dieta. (*Continuação*)

Dieta/ Consistência	Pastosa Homogénea	Pastosa Heterogénea	Branda	Geral
Colação	Suco de manga	Frutas macias amassadas	Frutas macias	Iogurte
Almoço	Pure de batata + Pure de brócolis + Carne moida batida com batata ou outro tubérculo Feijão batido + Papa de frutas*	Arroz papa amassado + Caldo de feijão + Carne desfiada, úmida e macia + Purê de cenoura com batata Souflê de espinafre + Fruta macia amassada	Arroz bem cozido + Feijão amassado + Carne bem cozida, úmida e cortada em pedaços pequenos + Chuchu com ervas + Verdura refogada sem talas ou partes duras + Fruta macia	Arroz integral + Carnes magras: assadas cozidas ou grelhadas + Legumes refogados, grelhados ou gratinados + Salada de folhas cruas + Fruta de época
Lanche	Iogurte batido com fruta e farinha linhaça	Leite ou extrato vegetal batido com bolo 50% integral	Leite ou extratos vegetais com bolo umidecido	Iogurte com granola
Jantar	Puré de mandioca e abóbora Frango batido com inhame ou outro tubérculo Pure de couve flor Papa de fruta	Arroz papa Peixe assado desfiado com pure de batata Legumes bem macios na manteiga amassados Caldo verde batido Frutas macias amassadas	Macarrão integral Frango desfiado ao sugo Flores de brócolis alho Salada de cenoura cozida com ervas Manga picada	Arroz integral Feijão Cames magras: assadas cozidas ou grelhadas Legumes refogados, grelhados ou gratinados Salada de folhas cruas Frutas da época
Ceia	Vitamina de Leite ou extratos vegetais com 1 fruta	Creme de ricota com calda de goiabada	Mingau de aveia com banana	Queijo magro

Fonte: Desenvolvida pela autoria.

A apresentação dos pratos, em especial na dieta pastosa, é muito importante para evitar recusa alimentar. Sugere-se fazer preparações separadamente para que o indivíduo reconheça cada sabor. Os usos de temperos naturais além de ricos em nutrientes podem ajudar na melhora do paladar e olfato.

Nutrição saudável em tempos difíceis

Junto à crise sanitária, temos também um importante desafio: a realidade econômica, caracterizada pela diminuição da renda *per capita* relacionada ao desemprego. Nesse momento, políticas públicas, solidariedade e, sobretudo, o controle do desperdício de alimentos são fundamentais para nossa recuperação.

Precisamos encorajar o uso integral dos alimentos, aproveitando talos e folhas para preparações como: sopas, caldos, farofa, utilização de cascas comestíveis devidamente higienizadas, uso de partes menos nobres das carnes, porém de grande riqueza de nutrientes, como: carcaças e miúdos em pequenas quantidades. Sempre que possível, revisar a lista de compras e usar com sabedoria os recursos financeiros destinados à alimentação de maneira a evitar alimentos ultraprocessados ricos em açúcares e gorduras que aparentemente parecem de baixo valor financeiro, porém não contribuirão para recuperação da saúde e qualidade de vida. Reduzir consumo de açúcar, óleo e eliminar temperos prontos são medidas urgentes para controle de doenças crônicas, como: diabetes e hipertensão.[7] Unindo forças e saberes poderemos reduzir as sequelas do Covid longo e melhorar a qualidade de vida das pessoas.

Considerações finais

- ▶ O fracionamento da dieta é uma boa estratégia para melhorar a fadiga.

- ▶ Legumes, verduras, frutas, castanhas, azeite e peixes ajudam a reduzir o processo inflamatório, melhoram o sono, a ansiedade e depressão.

- ▶ Carnes brancas e vermelhas magras, ovos, peixes, leite e derivados são ótimas fontes de proteínas e associado ao exercício físico ajudará na melhora da força muscular.

- ▶ A aceitação alimentar deve ser monitorada e quando menor que 60% suplementos orais são indicados, sobretudo aqueles hiperproteicos e hipercalóricos.

- ▶ Em caso de dificuldade na mastigação, a necessidade de mudança na consistência das preparações deve ser considerada.

- ▶ Monitorar o hábito intestinal e urinário são fundamentais.

- ▶ Beber bastante água ao longo do dia, chás claros sem açúcar e tomar sol.

- ▶ Usar com sabedoria os recursos financeiros, de modo a diminuir o consumo de alimentos prontos e aumentar o consumo de alimentos *in natura*.

Referências

Imamura M, Mirisola AR, Ribeiro FQ, de Pretto LR, Alfieri FM, Delgado VR, Battistella LR. Rehabilitation of patients after COVID-19 recovery: An experience at the Physical and Rehabilitation Medicine Institute and Lucy Montoro Rehabilitation Institute. Clinics (Sao Paulo). 2021;76:e2804.

Virgens IPA, Santana NM, Lima SCVC, Fayh APT. Can COVID-19 be a risk for cachexia for patients during intensive care? Narrative review and nutritional recommendations. Br J Nutr. 2021;126(4):552-60.

Cederholm T, Jensen GL, Correia MITD, Gonzalez MC, Fukushima R, Higashiguchi T et al. GLIM criteria for the diagnosis of malnutrition – A consensus report from the global clinical nutrition community. Clin Nutr. 2019;38(1):1-9.

Batsis JA, Villareal DT. Sarcopenic obesity in older adults: aetiology, epidemiology, and treatment strategies. Nat Rev Endocrinol. 2018;14(9):513-37.

Brugliera L, Spina A, Castellazzi P, Cimino P, Arcuri P, Negro A et al. Manejo nutricional de pacientes COVID-19 em uma unidade de reabilitação. Eur J Clin Nutr. 2020;74(6):860-3.

Tabela brasileira de composição de alimentos/NEPA – UNICAMP. 4. ed. rev. e ampl. Campinas: NEPA/UNICAMP; 2011.

Brasil. Ministério da Saúde. Guia alimentar para a população brasileira: opções de refeições saudáveis. 2. ed. Brasília, DF: MS; 2014. Capítulo 3 – Dos alimentos à refeição: opções de refeições saudáveis. p. 53-87.

Hepsomali P, Groeger JA. Diet, Sleep, and Mental Health: Insights from the UK Biobank Study. Nutrients. 2021;13(8):2573.

Doherty R, Madigan S, Warrington G, Ellis J. Sleep and Nutrition Interactions: Implications for Athletes. Nutrients. 2019;11(4):822.

Kris-Etherton PM, Petersen KS, Hibbeln JR, Hurley D, Kolick V, Peoples S et al. Nutrition and behavioral health disorders: depression and anxiety. Nutr Rev. 2021;79(3):247-260.

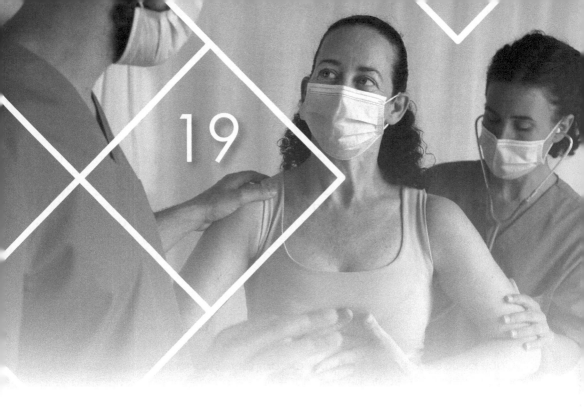

Vida Laboral, O que Podemos Concluir e Aprender com a Pandemia

Adriana Servilha
Sandra Schewinsky

Vai passar! Só que não passa!

Cada vez mais, a Ciência descobre várias alterações neurológicas e psíquicas como sequelas em pessoas que foram acometidas pela infecção pelo SARS-CoV-2[1]: muitos não se apercebem de suas dificuldades ou, ao perceberem, recebem respostas tão superficiais quanto a seus sintomas e sinais, que se sentem minimizados em suas demandas e queixas.

Estamos lidando com uma doença de manifestação pluralíssima e nova. Como já exposto nos capítulos anteriores, várias podem ser as sequelas nos âmbitos físico, emocional e cognitivo. Assim, lançar o olhar para a vida laboral torna-se mister.

Mesmo depois da cura dos sintomas infecciosos agudos, a Covid-19 pode manter por meses pelo menos 203 sequelas associadas a dez sistemas do corpo humano. É o que conclui o maior estudo realizado até agora sobre a chamada "Covid longa". Os cientistas afirmam que 66 sintomas foram perceptíveis por seis meses, sendo os mais comuns: cansaço, mal-estar físico e mental e dificuldade de pensamento, chamada "névoa cerebral"[2].

Nos anais do Instituto Nacional do Seguro Social (INSS), está contemplada uma análise das concessões de benefício previdenciário por incapacidade para o trabalho de acordo com o tipo de doença que promoveu a incapacidade. As doenças são classificadas dentro da Classificação Internacional de Doença (CID). Verifica-se que houve um aumento de 145,3% de afastamentos por doenças infecciosas e parasitárias (nessa classificação, está incluída a infecção pelo SARS-CoV-2, causador da Covid-19, na comparação de 2020 em relação a 2019). Dentro do espectro das doenças do aparelho respiratório, houve um incremento de 171,9%[3].

Em 2020, foram registradas concessões de 37.045 benefícios de auxílio-doença (previdenciário e acidentário) pela infecção pelo coronavírus SARS-CoV-2, registrado sob o código da CID B34.2. Em termos de CID individual, a infecção pelo novo coronavírus foi a terceira, com maior volume de concessões naquele ano.

Cabe destacar o significativo impacto da pandemia sobre a saúde mental dos segurados pelo INSS: registrou-se um aumento de benefícios por incapacidade laborativa por transtornos mentais e comportamentais de 33,8%.[3]

Nesse aspecto, temos duas observações:

1. Esses afastamentos se referem a períodos de incapacidade para o trabalho que superaram 15 dias, já que as primeiras semanas são custeadas pelo empregador. Vemos, portanto, que a expressividade de afastamentos inferiores a esse período não foi rastreada.

2. Existe uma subnotificação muito grande e ainda sequer passível de ser expressa, dada a ausência de rastreamento da doença pela falta de acesso da população geral aos testes sorológicos no período mencionado. Esses casos são notavelmente reconhecidos pelo CID que representam, mas, pela peculiaridade da doença, muitas pessoas poderiam apresentar um quadro de síndrome gripal ou pneumonia, bem como trombose, AVC e outros eventos cardiovasculares, para citar apenas alguns eventos agudos e subagudos, que não tinham reconhecida nessa estatística. Sua associação com a infecção pelo SARS-CoV-2 aumentou ainda mais a subnotificação[3].

Na verdade, não era só a Covid-19 aguda ou subaguda, mas, sim, as sequelas da doença que incapacitavam as pessoas para o trabalho e as levavam ao afastamento de longo prazo. Entre muitos casos de Covid-19, foram relatadas sequelas tardias como alterações pulmonares importantes, sintomas cardiológicos e emocionais ou cognitivos, como perda de memória, insônia, concentração prejudicada, ansiedade e depressão. Não se pode esquecer que quadros determinados por perdas parentais e pela sequencial onda de empobrecimento pessoal, familiar e do entorno (insegurança social), aspectos que podem afetar sobremaneira essa leitura. Uma questão importante é que ainda não existem trabalhos concluídos acerca da brevidade – ou longevidade – desses sintomas psíquicos e cognitivos.

Em casos em que a Covid-19 provoca sequelas permanentes que impedem o retorno ao trabalho, o trabalhador pode solicitar prorrogações de benefícios pela extensão de condição de incapacidade laborativa, chegando evolutivamente a um pedido de benefício por incapacidade permanente, conhecida antes da Reforma da Previdência como "aposentadoria por invalidez".

A análise dessa incapacidade passa, necessariamente, pela avaliação pericial médica da Autarquia Previdenciária quando se trata de INSS, sendo que a caracterização de uma incapacidade – seja temporária (auxílio-doença) ou permanente (aposentadoria por invalidez) – não é a sequela em si e, sim, a incapacidade que ela traz para a sua função.

A maioria não se aposentará, mas, além do prolongado período de recuperação para o retorno ao trabalho, as circunstâncias preocupantes, como fadiga, alterações emocionais e cognitivas, que podem acarretar uma soma de problemas, como falta de eficiência, demissões e até acidentes de trabalho, devem ser mapeadas e consideradas nos próximos anos.

Importante, mais do nunca, avaliar a carga mental *versus* a condição atual do trabalhador.

O conceito de carga mental do trabalho é um produto conceitual originado da noção de carga de trabalho, entendida genericamente como um campo de interação entre as exigências da tarefa e a capacidade de realização humana. Dependerá tanto das exigências do trabalho quanto da capacidade do trabalhador em realizá-lo. Contempla aspectos psíquicos e cognitivos abrangendo os conceitos da carga psíquica (cargas que se relacionam aos aspectos afetivos presentes no trabalho ou a significação do trabalho para quem o realiza; também se relaciona ao modo como o trabalhador se afeta com o trabalho que desempenha) e cognitiva (refere-se às cargas advindas das exigências cognitivas das tarefas (a uso de memória, percepção, atenção, concentração, raciocínios e tomada de decisões relacionadas com a tarefa ao mesmo tempo).[4–8]

O trabalho mental implica mecanismos mentais de decisão e tratamento da informação, em que são utilizadas estruturas superiores, como atenção, pensamento e memorização[8,9]. Desta feita, reavaliar o trabalhador na nova condição de Covid longa é fundamental.

Importante avaliar a relação funcional[10] entre as exigências do trabalho e as capacidades biológicas e psicológicas demonstradas em competências e habilidades que se espera do trabalhador[10].

São abarcadas as seguintes dimensões:

- ▶ Mental: quantidade da atividade mental e perceptiva que a tarefa necessita (pensar, decidir, calcular, lembrar, olhar, procurar etc.).

- ▶ Física: quantidade de atividade física que a tarefa necessita (puxar, empurrar, girar, deslizar etc.).

- ▶ Temporal: nível de pressão temporal sentida. Razão entre o tempo necessário e o disponível.

- Satisfação/rendimento: até que ponto o indivíduo se sente satisfeito com o nível de rendimento e desempenho no trabalho.

- Esforço: grau de esforço mental e físico que o sujeito tem que realizar para obter seu nível de rendimento.

- Nível de frustração: até que ponto o sujeito se sente inseguro, estressado, irritado, descontente etc., durante a realização da atividade.

Pessoas afastadas por mais de um ano do seu trabalho, geralmente, apresentam necessidade de algum nível de reabilitação profissional, a qual procura tornar o indivíduo apto a retornar às atividades laborativas, proporcionando meios de adaptação às funções compatíveis com suas limitações.

Uma ferramenta importante é a Avaliação do Potencial Laborativa[11,12], com vistas à definição da real capacidade de retorno do trabalhador ao seu posto, implicando a análise global dos seguintes aspectos: perdas funcionais, funções que se mantiveram conservadas, potencialidades e prognósticos para o retorno ao trabalho, habilidades e aptidões, potencial para aprendizagem, experiências profissionais e situação empregatícia, nível de escolaridade, faixa etária e mercado de trabalho.

Em nível de INSS, é disponibilizado um processo de reabilitação profissional, mediante documentação encaminhada pela unidade de atendimento para o INSS, que conclui a Avaliação de Potencial Laborativa com avaliação médica pericial[13].

O descompasso entre o desempenho laboral esperado e o obtido pode trazer dificuldades para o empregador, mas também para o sentimento de competência do trabalhador, em que há grande importância a interlocução de um programa de readaptação profissional com papel fundamental no desenvolvimento de ações que valorizem o profissional readaptado/restrição de função e o reabilitado, garantindo sua integração junto à equipe e em suas atividades profissionais, com foco na qualidade de vida no trabalho.

Infelizmente, percebemos que as empresas não estão preparadas, como demonstra o relato de um executivo que possuía liderança na empresa e o que sucedeu em seu retorno:

> "Informei no trabalho que retornaria! Então, quando voltei, não havia mais a minha mesa, o computador, meu telefone, meus pertences. Não tinha onde me sentar para trabalhar!
>
> Nesse momento, pensei que todos esperavam que fosse morrer, que não voltaria! Além disso, estou correndo atrás de tudo para trabalhar! Não vi aqui uma preparação para me receber depois de quase um ano!
>
> Vamos às percepções:
>
> Sinto-me sem estímulo. Fiquei quieto e em silêncio, converso pouco e escuto muito, mas sentindo que não estou em um ambiente agradável ao meu ser! Isso me decepcionou muito!
>
> Bem, percebo um pequeno declínio na memória, mas na concentração não! Tenho um desejo grande de fazer algo diferente do que faço! Por

isso que vejo nessa questão do retorno, pós-Covid ao trabalho, um grande indicador de como as empresas e profissionais estão despreparados ou não entendem o que se passou com essas pessoas.

Aqui, temos todas as ferramentas, mas em mim não chegaram nenhuma! A única pessoa com que tive contato foi à médica do trabalho, para fazer os exames periódicos. Não tive nenhum apoio social ou administrativo!

Eu sempre tive uma tese, mesmo antes da doença: 'a administração nas empresas têm suas áreas afins voltadas exclusivamente para os resultados para a empresa e não para as pessoas! Não se administra para pessoas e sim para as coisas!'

A sensação que eu tenho é que entrei em uma festa que não fui convidado."

Como vimos, temos o mal-estar que pode afetar a saúde mental do trabalhador, bem como demissões por parte do empregador e pedidos de desligamentos dos próprios colaboradores em função de não conseguirem gerir suas atribuições de forma satisfatória.

No Brasil, 8,4 milhões de pessoas estão em busca de trabalho, e a taxa de desemprego, ainda que em queda, continua acima dos dois dígitos, ao redor de 7,8%[14].

Há, ainda, um hiato entre o trabalho remoto efetivamente realizado e o potencial, possivelmente associado a fatores como a ausência de eletricidade contínua e de computadores[15].

Também precisamos atentar para o fato da sobrecarga mental no tocante a dividir o espaço do lar com outros familiares (muitas vezes crianças) e as metas a serem alcançadas nas atividades laborais. Corre-se o risco de a pessoa perder o controle com o trabalho remoto e surgirem situações como falta de estímulo, descuido da imagem, isolamento social, desorganização da rotina, excesso de tela, aumento da carga de trabalho, síndrome de *burnout* e síndrome de *boreout*[16].

Outrossim, ao avaliarmos os fatores organizacionais do trabalho, temos potencial para várias disfuncionalidades, tanto no trabalho remoto quanto hibrido ou presencial, dentre os quais citamos: comportamento organizacional – dinâmica da organização, relações interpessoais, atitudes no trabalho; avaliação e medidas – construção e validação de instrumentos; gestão de pessoas – recrutamento e seleção, treinamento e desenvolvimento, aconselhamento de carreira, orientação profissional; o próprio trabalho, como constituinte da identidade e da subjetivação – trabalho como formador do psiquismo; trabalho e saúde – bem-estar, adoecimento e sofrimento psíquico associados ao trabalho; trabalho e gênero – relações de gênero, exercício da dupla ou tripla jornada das mulheres; trabalho, violência e responsabilidade social – processos de exclusão, desemprego, igualdade no trabalho, meio ambiente; e formação e atuação profissional (capacitação)[17].

Reforçamos que, por parte dos empregadores, dadas as dificuldades em reconhecer os *hand caps* de pessoas com sequelas da infecção pelo coronavírus, deve-se desenvolver mecanismos eficazes para promover esse processo avaliativo e facilitar a reinserção do trabalhador à sua rotina.

O aumento de carga horária real e não quantificada, a insatisfatória condição ergonômica de posto de trabalho "caseiro" que utiliza recursos do próprio funcionário, com ajustes nem sempre adequados ao desempenho laboral de um dia cheio frente ao computador, a perda de contato com práticas corporativas como ginásticas e pausas, e a possibilidade de aumento de tarefas, sobrepostas a uma dificuldade de discernir e separar o que é tarefa "de casa" do que é trabalho formal são fatores incidentes sobre a perda da qualidade de vida no trabalho, em que pese à máxima em uma condição de crise que versa a bem-aventurança de se ter um emprego frente aos riscos de demissão e de perda de fonte de sustento.

Logo após o início da pandemia, trabalhadores se seguraram nos seus empregos – até porque as demissões eram em massa, mas o cenário mudou e as pessoas começaram a se demitir; no Brasil, em um ano, os pedidos de demissão representaram uma rotatividade de 15% nas vagas com carteira[17].

Há três cenários possíveis para explicar a decisão de abandonar o emprego. O primeiro é o de profissionais que, geralmente mais qualificados, abandonam o trabalho atual por ter algo melhor em vista. Outro é quando as condições de trabalho pioram de tal maneira que as pessoas se sentem forçadas a sair[17]. Uma terceira possibilidade aberta aos indivíduos que tiveram a Covid-19 é a presença de sequelas funcionais do ponto de vista cognitivo e de transtornos reacionais de humor que, embora ainda não mapeadas em termos qualitativo e tampouco quantitativo, podem implicar em desajuste na qualidade laboral e produtiva de um indivíduo e, assim, em uma saída espontânea por parte do empregado.

As questões referentes ao mundo laboral descortinaram ainda mais a precariedade das relações de trabalho no Brasil, bem como o despreparo para lidar com situações pandêmicas, como vimos recentemente, sendo fundamental atentarmos para tais condições e buscarmos soluções, como antever os desajustes, diagnosticar as situações e, assim, poder lançar mão de recursos para que as pessoas possam expressar sua humanidade de forma global e serem acolhidas em suas demandas.

Afinal, Sigmund Freud nos ensina que uma pessoa com boa saúde mental é *uma pessoa capaz de amar e trabalhar*.

Referências

1. Douaud G, Lee S, Alfaro-Almagro F, Arthofer C, Wang C, McCarthy P et al. SARS-CoV-2 is associated with changes in brain structure in UK Biobank. Nature. 2022;604(7907):697-707.

2. Davis HE, Assaf GS, McCorkell L, Wei H, Low RJ, Re'em Y et al. Characterizing long COVID in an international cohort: 7 months of symptoms and their impact. Eclinical Medicine. 2021;38:101019.

3. Brasil. Ministério da Economia. Informe de Previdência Social. dez. 2020;32(12). Disponível em: https://web.archive.org/web/20220303113058/https://www.gov.br/trabalho-e-previdencia/pt-br/noticias-e-conteudo/ublicações-previdencia/ublicações-sobre-previdencia-social/informes/arquivos/informe-de-previdencia-12-2020.pdf. Acessado em: 18 nov. 2023.

4. Cardoso MS, Gontijo L. A Avaliação da carga mental de trabalho e do desempenho de medidas de mensuração: NASA TLX e SWAT. Gest. Prod., São Carlos, 2012;19(4):873-84.

5. Facchini LA. Uma contribuição da epidemiologia: o modelo de determinação social aplicado à saúde do trabalhador. In: Buschinelli JT, Rocha LE, Rigotto RM. Vida, doença e trabalhador no Brasil. Rio de Janeiro: Vozes; 1994:181.

6. Jorgensen AH, Garde AH, Laursen B, Jense BR. Applying the concept of mental workload to IT-work. Finland: Cyberg; 1999.

7. Leplat J, Cuny X. Introdução à psicologia do trabalho. Tradução de Helena Domingos. Lisboa: Fundação Calouste Gulbenkian; 1977.

8. Leplat J, Cuny X. Introdução à psicologia do trabalho. Tradução de Helena Domingos. Lisboa: Fundação Calouste Gulbenkian; 1983.

9. Frutuoso JT, Cruz RM. Work load evaluation and its relation with workers' health conditions. Ver Bras Med Trab. 2005;3(1):29-36.

10. Dejours CA. Psicodinâmica do trabalho. São Paulo: Atlas; 1994.

11. São Paulo (Cidade). Lei nº 8.989, de 29 de outubro de 1979. Disponível em: https://legislacao.prefeitura.sp.gov.br/leis/lei-8989-de-29-de-outubro-de-1979. Acessado em: 18 nov. 2023.

12. São Paulo (Cidade). Decreto nº 33.801, de 10 de novembro de 1993. Disponível em: https://legislacao.prefeitura.sp.gov.br/leis/decreto-33801-de-10-de-novembro-de-1993. Acessado em: 18 nov. 2023. Os anexos I e II 2 destinam-se a servidores públicos municipais – art. 89 da Lei nº 8.213/91 e art. 136, do Decreto nº 3.048/99.

13. Brasil. Casa Civil. Lei nº 8.213, de 24 de julho de 1991. Disponível em: http://www.planalto.gov.br/ccivil_03/leis/L8213compilado.htm. Acessado em: 18 nov. 2023.

14. Instituto Brasileiro de Geografia e Estatística (IBGE). Desemprego. s.d. Disponível em: https://www.ibge.gov.br/explica/desemprego.php. Acessado em: 18 nov. 2023.

15. Brasil. Instituto de Pesquisa Econômica Aplicada (Ipea). Goes GS, Martins FS, Nascimento JAS. O gap entre o trabalho remoto potencial e efetivo no Brasil: possível condicionante. Carta de Conjuntura. 18 mar. 2022. Disponível em: https://www.ipea.gov.br/cartadeconjuntura/index.php/2022/03/o-gap-entre-o-trabalho-remoto-potencial-e-efetivo-no-brasil-possiveis-condicionantes/. Acessado em: 18 nov. 2023.

16. Schewinsky SR. A profanação do sagrado. Magazine 60+. maio 2021, p. 24. Disponível em: https://issuu.com/manoelcarlosconti/docs/jornal_60__23. Acessado em: 18 nov. 2023.

17. Tonetto AM, Amazarray MR, Koller SH, Gomes WB. Psicologia organizacional e do trabalho no Brasil: desenvolvimento científico contemporâneo. Psicol Soc. 2008;20(2):165-73. Disponível em: https://doi.org/10.1590/S0102-71822008000200003. Acessado em: 29 mar. 2022.

18. Soares M. Eu me demito: fenômeno da grande resignação chega ao Brasil. Você S.A. 10 fev. 2022. Disponível em: https://vocesa.abril.com.br/economia/eu-me-demito-fenomeno-da-grande-resignacao-chega-ao-brasil/. Acessado em: 21 mar. 2022.